Stephanie Kollin

Psychosoziales Gesundheitsmanagement für Führungskräfte

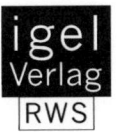
igel
Verlag
RWS

Kollin, Stephanie: Psychosoziales Gesundheitsmanagement für Führungskräfte,
Hamburg, Igel Verlag RWS 2015

Buch-ISBN: 978-3-95485-263-5
PDF-eBook-ISBN: 978-3-95485-763-0
Druck/Herstellung: Igel Verlag RWS, Hamburg, 2015

Bibliografische Information der Deutschen Nationalbibliothek:
Die Deutsche Nationalbibliothek verzeichnet diese Publikation in der Deutschen
Nationalbibliografie; detaillierte bibliografische Daten sind im Internet über
http://dnb.d-nb.de abrufbar.

© Igel Verlag RWS, Imprint der Diplomica Verlag GmbH
Hermannstal 119k, 22119 Hamburg
http://www.diplomica.de, Hamburg 2015
Printed in Germany

Inhaltsverzeichnis

Abbildungsverzeichnis

1 Einleitung

Krankheit und Gesundheit beschäftigen die Menschen heute mehr denn je, so der mediale Eindruck. Menschen werden immer älter, die aus der Forschung stammenden Erkenntnisse laufend verbessert und überarbeitet, es tun sich immer neue Krankheitsbilder auf, mehr und mehr rückt die Abhängigkeit von Körper und Psyche in den Mittelpunkt der meisten Krankheiten bzw. der Gesunderhaltung.

Ob ein Mensch krank oder gesund ist, hat nicht ausschließlich Folgen für ihn als Person. Wie ein Stein, den man ins Wasser wirft, zieht die Krankheit Kreise in die Gesellschaft. Die Kreise, die ein kranker Mensch zieht (Ausfall der Arbeitskraft, eventuell Versorgung der Familie, Diagnose- und Therapiekosten, etc.) müssen finanziert werden. Durch dessen Arbeitgeber, Krankenkassen, Sozialversicherung, Politik, Wirtschaft. Marode Krankenkassen sind zwar abstrakt gedacht „nur" Sache des Staates, doch wer ist der Staat? Im Grunde jeder einzelne Einwohner.

Unsere Gesellschaft wird immer älter. Vor der Lücke, die sich durch eine Überalterung der Bevölkerung und immer weiter sinkende Geburtenraten ergibt, wird seit Jahren, wenn nicht Jahrzehnten gewarnt. Gleichzeitig sinkt nach wie vor die Nachfrage an reiferen Mitarbeitern am Arbeitsmarkt, ideale Kandidaten sind jung, gut ausgebildet und vor allem: billig.

Was hat dies nun mit dem Thema dem vorliegenden Buch zu tun? Man kann, nach Ansicht der Autorin, ein Thema nur dann ausreichend erfassen und bearbeiten, wenn man es in seinem systemischen Zusammenhang erkennt. Nichts hat eine Wirkung ohne Ursache und umgekehrt. Jede Zelle eines Körpers hat ihren Platz und ihre Funktion. So bald sie erkrankt oder ausfällt, hat dies unmittelbare Auswirkungen auf den gesamten Organismus. Dies kann auch ein natürlicher Erneuerungsprozess sein. In jedem Kreislauf ist es notwendig, dass das Alte dem Neuen Platz macht. Wenn dies jedoch auf einen pathologischen Prozess zurückzuführen ist, krankt nach und nach der Organismus.

Ein Unternehmen ist Teil eines großen Ganzen, unserer Wirtschaft. Wenn große Unternehmen „erkranken" kann dies die gesamte Weltwirtschaft in eine Krise stürzen, mit weitreichenden politischen und sozialen Folgen für jeden. Diese Tatsache wird oft übersehen. Laut einer kürzlich durchgeführten Studie beläuft sich der volkswirtschaftliche Schaden von psychischen Erkrankungen in Österreich auf sieben Milliarden Euro pro Jahr.[1]

Auch ein kleines Unternehmen ist Lieferant und Abnehmer für andere Unternehmen, Teil eines Organs im Organismus Wirtschaft. Wenn man nun hier auf die „Zellebene" geht, besteht ein Unternehmen aus Menschen. Jeder Mitarbeiter ist Teil des Ganzen, trägt mit seiner Arbeit zum gesunden Ablauf bei. Was passiert nun, wenn diese „Zelle", ein Mitarbeiter erkrankt? In erster Linie muss seine Arbeit natürlich weiterhin erfüllt werden, durch andere Mitarbeiter. Passiert dies öfters oder über einen längeren Zeitraum, sind auch diese Mitarbeiter irgendwann überlastet. Möglicherweise benötigt das Unternehmen eine Ersatzkraft. Der erkrankte Mitarbeiter kostet dem Unternehmen selbstverständlich mehr, als ein gesunder, durch Krankenkassen, Arzt- und Therapiekosten. Wenn man hier nicht von einer Erkältung o.ä. spricht, sondern z.B. einem Burnout, das einen Ausfall von mehr als einem Jahr nach sich ziehen kann, ist der Schaden nicht gering.

Die Gesundheit seiner Mitarbeiter sollte daher eines der obersten Ziele in einem Unternehmen darstellen. Denn wie soll man Kennzahlen erreichen, wenn die Mitarbeiter, auf deren Arbeit man angewiesen ist, die selbige nicht erfüllen können?

Neue Mitarbeiter zu finden ist verbunden mit Zeit- und Arbeitsaufwand, die Einschulung benötigt ebenso Kapazitäten und bis eine neue Arbeitskraft eine reguläre Performance erbringt, vergehen je nach Anforderungen unter Umständen Monate.

Die Ursachen von Krankenständen haben sich zunehmend in Richtung psychische und psychosomatische Erkrankungen verschoben. Depressionen, Burnout, Herzinfarkt, Magengeschwüre, selbst bei Krebs ist die Auswirkung von dauerhaftem Stress mittlerweile unumstritten. Dauerhafte Über- aber auch Unterforderung führt ebenso zu gesundheitsschädlichem Verhalten wie Rauchen oder übermäßiger Alkoholkonsum.

Einerseits liegt die Verantwortung natürlich bei jedem Individuum, selbst auf seine Gesundheit zu achten. Andererseits verbringen wir mehr Zeit in unserem Beruf als in unserem Privatleben, das Unternehmen ist ein wichtiger Lebensbereich. Fühle ich mich hier auf Dauer unwohl, bin völlig fehl am Platz oder überfordert, wird mich das irgendwann krank machen. Wann und wie hängt von der einzelnen Person ab.

---

[1] Vgl. (Die Presse, 2014).

Ein Unternehmen trägt auch eine gewisse Verantwortung für seine Mitarbeiter. Im Sinne des Unternehmens (Kosten–Nutzenseitig, als auch aus sozialer Verantwortung) ist es, alles von seiner Seite Mögliche zu tun, um den Mitarbeiter gesund zu erhalten, nicht nur physisch sondern auch psychisch.

Die Grundlagen dazu soll Ihnen dieses Buch mitgeben.

Ich möchte hier zum Einen die wirtschaftliche Notwendigkeit eines Umdenkens im betrieblichen Gesundheitsmanagement aufzeigen, zum Anderen, dass mit verhältnismäßig kleinen Maßnahmen bzw. durch ein Umdenken im Umgang innerhalb eines Unternehmens, es zu spürbaren Verbesserungen kommt. Die Tatsache, dass es trotz laufender Verbesserungen im Arbeitsalltag in den letzten Jahrzehnten immer mehr unzufriedene und überlastete Mitarbeiter gibt, soll zur Diskussion gestellt werden. Es wird aufgezeigt, dass psychosoziales Gesundheitsmanagement <u>nicht</u> gleich bedeutend ist mit wöchentlichen Obstkörben oder „Sitz gesund"-Kursen, sondern sich sehr viel mehr im alltäglichen Bereich bewegt, wie der richtigen Auswahl von Mitarbeitern, der individuellen Führung oder der Unternehmenskultur.

Mitarbeiter gesund zu erhalten ist gerade aus unternehmerischer Sicht essentiell. Es hat in diesem Sinne weniger mit einer sozialen Geste, als mit einem kalkulatorischen Vorteil zu tun. Untermauert werden diese Theorien durch statistische Fakten.

Das Buch gliedert sich thematisch in zwei Teile. Den Beginn bildet ein Überblick über das Thema Betriebliches Gesundheitsmanagement als Teil des Human Ressource Managements, als auch medizinisches Grundlagenwissen, das zum Verständnis der Zusammenhänge von Nöten ist. Es wurde daher bewusst auf bestimmte Details näher eingegangen bzw. verzichtet, wenn es nicht für den Inhalt des Buches relevant ist. Im zweiten Teil liegt die Konzentration auf statistischen Werten und deren Interpretation sowie den sich daraus ergebenden Konsequenzen und Handlungsempfehlungen für die Praxis.

Im Sinne eines besseren Leseflusses wurde in nachfolgender Arbeit durchgehend die männliche Form verwendet.

2 Betriebliches Gesundheitsmanagement

2.1 Entwicklung des Betrieblichen Gesundheitsmanagements

2.1.1 Von der industriellen Fertigung zur Dienstleistungsgesellschaft

Die Arbeitswelt der Industrienationen hat sich, besonders in den letzten Jahrzehnten nicht zuletzt durch enormen technologischen Fortschritt, völlig verändert.

Von der Konzentration auf die Agrarproduktion über die starke industrielle Ausrichtung besonders im 19. Jahrhundert (Fordismus, Taylorismus) bis hin zum Sozialstaat der Nachkriegszeit.[2]

Seit den 80er Jahren liegt die Konzentration sehr stark auf Kapitalorientiertheit. Hier kamen Schlagworte wie „shareholder value" (nach Alfred Rappaport, „Creating shareholder value", 1986)[3] auf. Der Soziologe Richard Sennett nennt es „Die Kultur des neuen Kapitalismus".[4]

Nach der klassischen Einteilung der Wirtschaftssektoren in primären, sekundären und tertiären Sektor als Produktion, Güterverarbeitung und Dienstleistung, befinden wir uns eindeutig mehr und mehr in einer Dienstleistungsgesellschaft.[5]

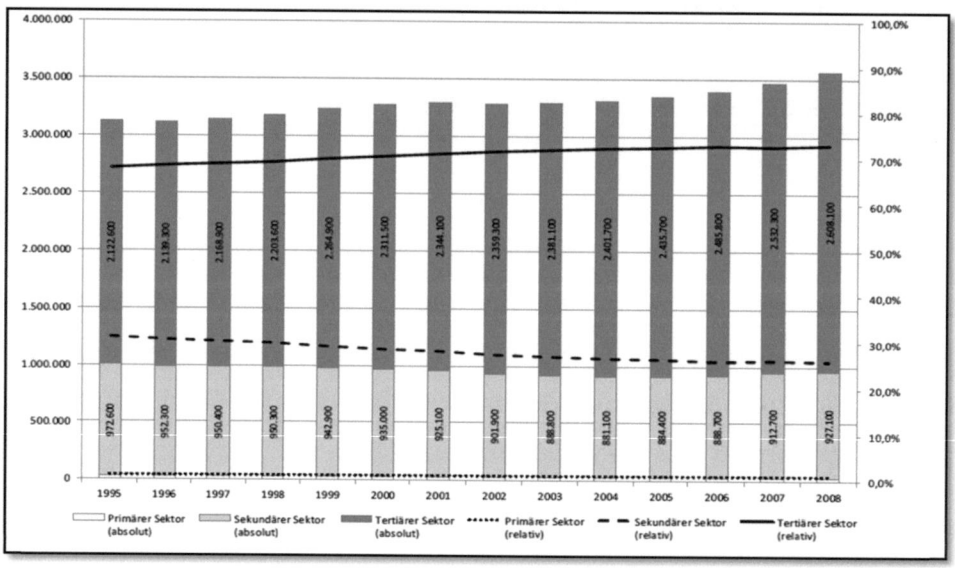

Abbildung 1: Entwicklung der Zahl der ArbeitnehmerInnen nach Wirtschaftssektoren zwischen 1995 und 2008[6]

---

[2] Vgl. (Bauer, Arbeit , 2013), S. 113ff.
[3] Vgl. (finanzen.net GmbH, 2011).
[4] (Bauer, Arbeit , 2013), S. 124.
[5] Vgl. (Badura, Walter, & Hehlmann, 2010), S. 16.

Dieser Strukturwandel bringt nicht nur andere Qualifikationsanforderungen an Mitarbeiter in jeder Ebene mit sich. Lernen, Wissen und Kooperation („Zwischenmenschlichkeit") bekommen einen immer höheren Stellenwert.

Durch neue Beanspruchungen im Arbeitsumfeld, die immer mehr verschwimmenden Grenzen von Arbeit und Freizeit („always-on") rücken auch andere Krankheitsbilder in den Fokus. Psychische Belastungen, Erkrankungen und deren Auswirkungen nehmen sukzessive zu.[7]

Die immer mehr vorrückende und tonangebende „Generation Y" (Generation 1980-1995) schafft aus diesen Anforderungen aber auch Chancen: Studien belegen deutlich, dass die Möglichkeit den Arbeitsplatz und –ort frei zu wählen, Mitarbeiter kreativer, produktiver und effizienter arbeiten lässt.[8]

Im Gegensatz dazu erhöht wenig Autonomie gepaart mit hoher Verantwortung das Krankheitsrisiko[9], was aus salutogenetischer Sicht durchaus Sinn macht (comprehensability).

Diese Generation fordert auch ein Umdenken der Arbeitgeber: weg von Kontrolle und Arbeits(erfolgs)bemessung nach Zeit, hin zu mehr Vertrauen, sinnstiftender Arbeit und leistungsorientierter Bezahlung.[10] Dies bedeutet nicht nur neues Denken in der Führung, sondern auch im betrieblichen Gesundheitsmanagement. Eine andere Art der Arbeit, eine neue Generation an Mitarbeitern, eine völlig veränderte Umwelt erfordern ein Umdenken im Gesundheitsmanagement. Mitarbeiter können nicht mit den selben Methoden wie vor 30 Jahren gesund und leistungsbereit erhalten werden, wenn sich die Arbeitsanforderungen völlig verändert haben.

2.1.2 Modernes betriebliches Gesundheitsmanagement

Ausgehend vom Wandel der Arbeitswelt, als auch vom definierten Gesundheitsbegriff seit der Verabschiedung der Ottawa Charta durch die WHO, haben sich die Aufgaben des ursprünglichen Arbeitsschutzes hin zu einem betrieblichen Gesundheitsmanagement stark verändert.

---

[6] Quelle: (Biffl, Faustmann, Gabriel, Leoni, Mayrhuber, & Rückert, 2012), S. 5.
[7] Vgl. (Badura, Walter, & Hehlmann, 2010), S. 16.
[8] Vgl. (Bund, 2014).
[9] Vgl. (Bund, 2014).
[10] Vgl. (Bund, 2014).

Durch die Charta wurde dazu aufgerufen u.a. gesundheitsförderliche Lebenswelten – Settings – zu schaffen. Dazu gehört maßgeblich auch der Arbeitsplatz.[11]

Statt dem vom Arbeitsschutz primär verfolgten Ziel der Vermeidung von Unfällen sowie Arbeitsschutzmaßnahmen in Hinblick auf Ausrüstung, Lärm, Arbeitszeiten u.ä. steht nun eine aktive Gesunderhaltung der Mitarbeiter im Vordergrund.[12]

Modernes Gesundheitsmanagement geht weit über die schlichte Einhaltung von Rechtsvorschriften hinaus. Es geht dabei darum, dem Mitarbeiter ein Arbeitsumfeld und ein Aufgabenfeld zu bieten, dass ihn in seiner Leistungsfähigkeit unterstützt und damit zur Gesunderhaltung psychisch und folglich physisch, beiträgt.[13]

„Obwohl beide Strategien Gesundheit intendieren, macht es für die Art der Zieldefinition und die Auswahl der Strategien einen Unterschied, ob der Fokus auf die Unterstützung von Potenzialen oder auf die Vermeidung von Schäden gerichtet ist."[14]

Faller unterscheidet in diesem Beitrag auch zwischen betrieblicher Gesundheitsförderung und dem Gesundheitsmanagement. Sie bezieht sich hierbei auf Badura, der insofern unterscheidet, dass betriebliche Gesundheitsförderung häufig aus einzelnen, kurzfristigen Maßnahmen zur Verhaltensmodifikation besteht, dem gegenüber Gesundheitsmanagement eine Entwicklung von Prozessen und Strategien zur gesundheitsförderlichen Gestaltung von Arbeitsplatz, Organisation und Verhalten in der Arbeit zum Ziel hat.[15]

Aus Sicht der Unternehmer ist der Nutzen klar höhere Produktivität, zufriedenere Kunden, höhere Attraktivität als Arbeitgeber und damit einhergehend, ein besseres Image.[16]

---

[11] Vgl. Karl Kuhn in (Faller, 2012), S. 27f.
[12] Vgl. (Badura, Walter, & Hehlmann, 2010), S. 3.
[13] Vgl. (Europäische Agentur für Sicherheit und Gesundheitsschutz am Arbeitsplatz, 2010).
[14] Faller in (Faller, 2012), S. 22.
[15] Vgl. Badura nach Faller (Faller, 2012), S 20.
[16] Vgl. (Badura, Walter, & Hehlmann, 2010), S. 2.

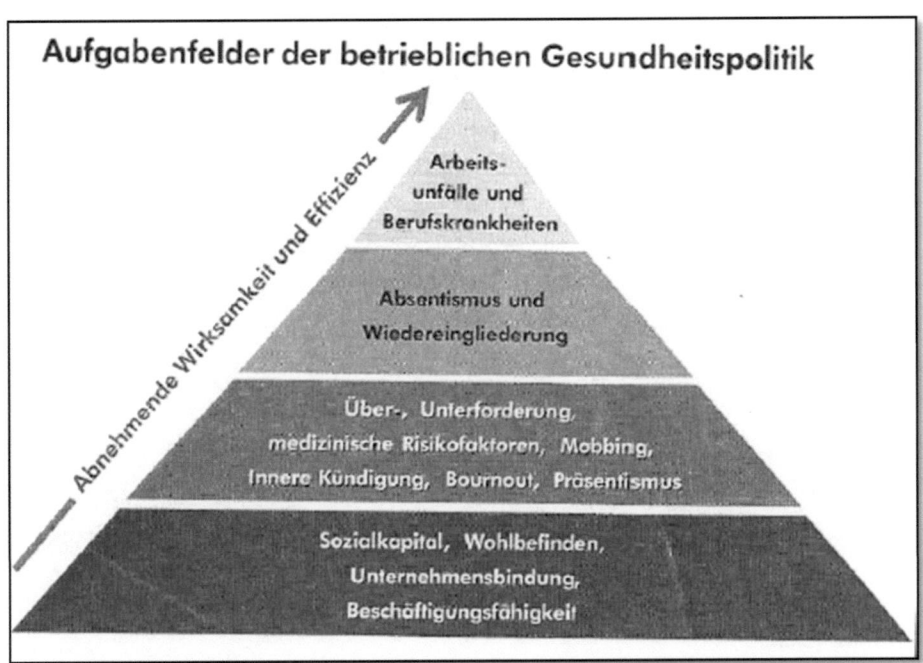

Abbildung 2: Aufgabenfelder der betrieblichen Gesundheitspolitik[17]

Von zentraler Bedeutung ist der ökonomische (berechenbare) Nutzen für ein Unternehmen. Hier divergieren die Zahlen mitunter. Bödeker zitiert amerikanische Studien die zeigten, dass durch betriebliche Gesundheitsförderung sowohl Krankheitskosten als auch die krankheitsbedingten Fehlzeiten um durchschnittlich 26% reduziert werden können. Als Kosten – Nutzen Verhältnis von Krankheitskosten werden Faktoren von 1:2 bis 1:6, bei den Fehlzeiten zwischen 1:3 und 1:10 angegeben, was sich bei nur einem investierten Euro schon sehr positiv rechnet. Im selben Beitrag werden Kosten arbeitsbedingter Erkrankungen von 43,9 Milliarden Euro angeführt, wovon 33,4 Milliarden auf krankheitsbedingte Arbeitsunfähigkeit entfallen und 10,5 Milliarden auf arbeitsbedingte Frühberentung.[18]

In Zeiten von schwer angeschlagenen Staatskassen quer durch Europa bedeutet dies ein massives Handlungsfeld.

---

[17] Quelle: (Badura, Walter, & Hehlmann, Betriebliche Gesundheitspolitik - Der Weg zur gesunden Organisation, 2010), S. 2.
[18] Vgl. Bödeker in (Faller, 2012), S. 180.

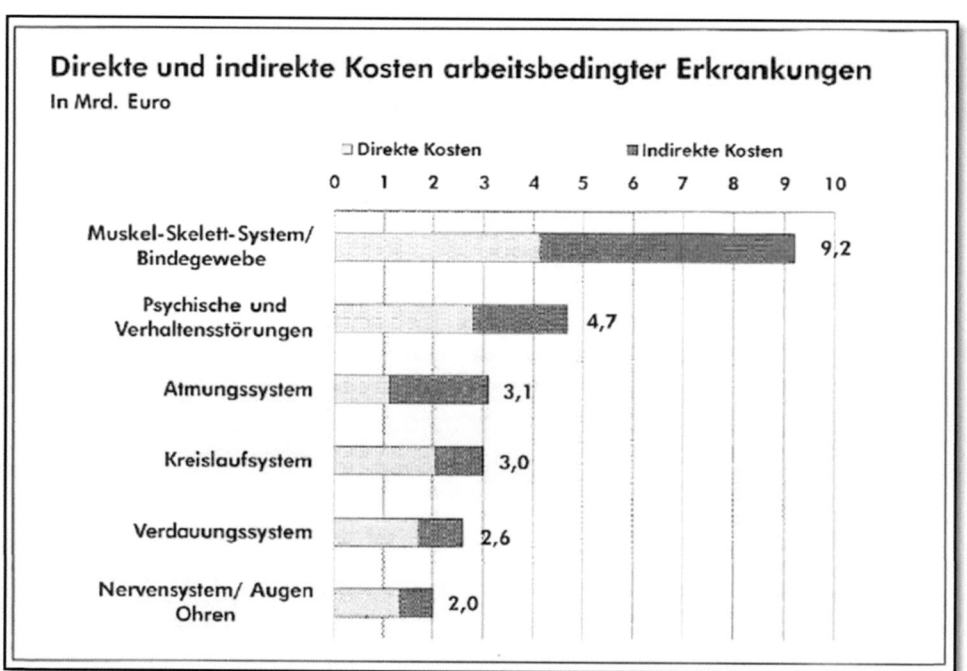

Abbildung 3: Direkte und indirekte Kosten arbeitsbedingter Erkrankungen[19]

Wichtig ist hier auch wieder die Entwicklung der Krankheitsbilder der letzten Jahrzehnte zu berücksichtigen.

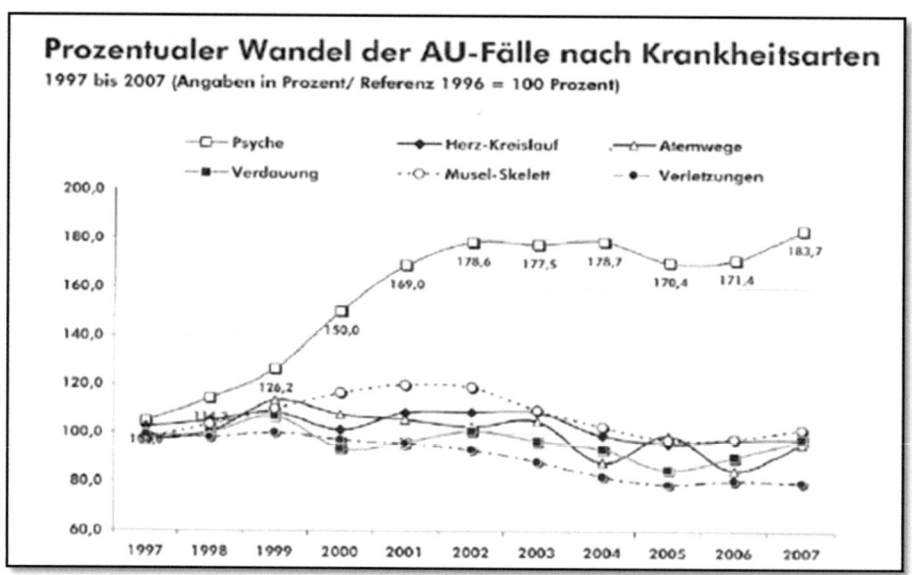

Abbildung 4: Prozentualer Wandel der AU-Fälle nach Krankheitsarten in den Jahren 1997 bis 2007[20]

---

[19] Quelle: (Badura, Walter, & Hehlmann, Betriebliche Gesundheitspolitik - Der Weg zur gesunden Organisation, 2010), S. 15.
[20] Quelle: (Badura, Walter, & Hehlmann, Betriebliche Gesundheitspolitik - Der Weg zur

Es zeigt sich eine eindeutige Zunahme an psychischen Erkrankungen. Dabei sind psychosomatisch bedingte Erkrankungen noch nicht berücksichtigt.

Zu berücksichtigen ist auch, dass die Anzahl der Krankenstandstage bei psychischen Erkrankungen deutlich höher liegt als im Mittel aller Diagnosen.[21]

Demnach muss modernes Betriebliches Gesundheitsmanagement wesentlich weiter und tiefer gehen als reine Verhaltensmaßnahmen zur Gesundheitsförderung zu setzen.

Die Verfasserin orientiert sich hier an der Idee von Badura, dass systematisch betriebenes Gesundheitsmanagement einen wichtigen Beitrag leistet zur besseren Wettbewerbsfähigkeit und Verhinderung von Leistungsschwäche und Insolvenz eines Unternehmens.

Es soll Gesundheit fördern durch eine mitarbeiterorientierte Gestaltung von Kultur, Arbeitsklima und Führung, Prozess- und Koordinierungskosten senken durch höheres Vertrauen und bessere Kommunikation und nicht zuletzt Fehlzeiten und Fluktuation senken durch eine höhere Identifikation mit Arbeit und Organisation, was auch Fehlerraten reduziert und wiederum die Kundenzufriedenheit steigert.[22]

2.2 Begrifflichkeiten im betrieblichen Gesundheitsmanagement

2.2.1 Verhaltens- und Verhältnisorientierung

Zwei häufig verwendete Begriffe des BGM sind die Verhaltens- und Verhältnisorientierung, wobei erstere personenbezogene Interventionen beschreibt und zweitere bedingungsbezogene.[23]

---

gesunden Organisation, 2010), S. 12.
[21] Vgl. Badura & Hehlmann zitiert in (Ulich & Wülser, 2012), S. 8.
[22] Vgl. (Badura, Walter, & Hehlmann, 2010), S. 6.
[23] Vgl. (Ulich & Wülser, 2012), S. 16.

	Personbezogene Interventionen = verhaltensorientiert	Bedingungsbezogene Interventionen = verhältnisorientiert
bezogen auf	einzelne Personen → individuumsorientiert	Arbeitssysteme und Personengruppen → strukturorientiert
Beispiele für Massnahmen	Rückenschule, Stressimmunisierungstraining	vollständige Aufgaben, Gruppenarbeit, Arbeitszeitgestaltung
Wirkungsebene	individuelles Verhalten	organisationales, soziales und individuelles Verhalten
personbezogene Effekte	Gesundheit, Leistungsfähigkeit	positives Selbstwertgefühl, Kompetenz, Kohärenzerleben, Selbstwirksamkeit, Internale Kontrolle, Gesundheit, Motivation, Leistungsfähigkeit
wirtschaftliche Effekte	Reduzierung krankheitsbedingter Fehlzeiten	Verbesserung von Produktivität, Qualität, Flexibilität und Innovationsfähigkeit, geringere Fehlzeiten und Fluktuation
Effektdauer	kurz- bis mittelfristig	mittel- bis langfristig

Abbildung 5: Betriebliche Gesundheitsförderung: personenbezogene und bedingungsbezogene Interventionen [24]

Gerade in Bezug auf psychosoziales Gesundheitsmanagement haben bedingungsbezogene Maßnahmen einen wichtigen Stellenwert. Wie die Arbeit inhaltlich als auch organisatorisch gestaltet ist, hat eine massive Wirkung auf die Entstehung von Überbeanspruchung und Stress mit all seinen körperlichen Folgen.[25]

---

[24] Quelle: (Ulich & Wülser, 2012), S. 16.
[25] Vgl. (Oppolzer, 2010), S. 106.

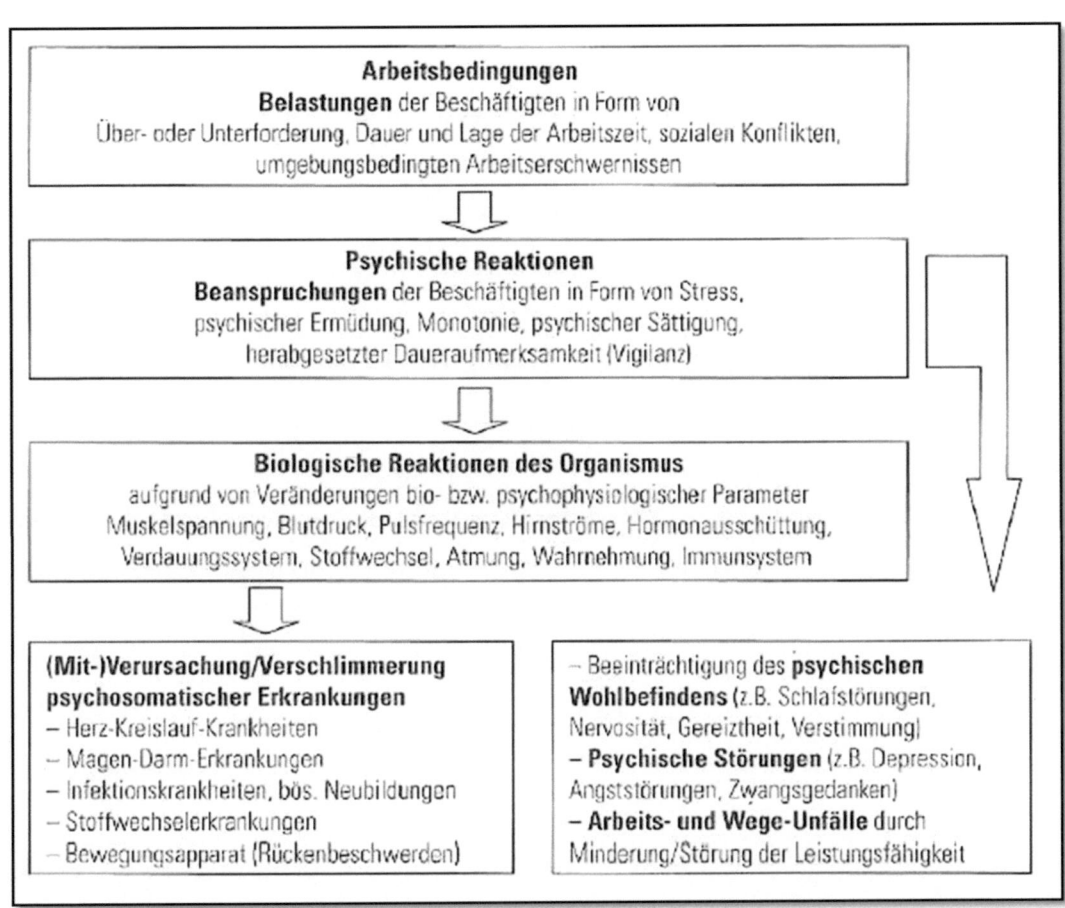

Arbeitsbedingungen
Belastungen der Beschäftigten in Form von
Über- oder Unterforderung, Dauer und Lage der Arbeitszeit, sozialen Konflikten,
umgebungsbedingten Arbeitserschwernissen

Psychische Reaktionen
Beanspruchungen der Beschäftigten in Form von Stress,
psychischer Ermüdung, Monotonie, psychischer Sättigung,
herabgesetzter Daueraufmerksamkeit (Vigilanz)

Biologische Reaktionen des Organismus
aufgrund von Veränderungen bio- bzw. psychophysiologischer Parameter
Muskelspannung, Blutdruck, Pulsfrequenz, Hirnströme, Hormonausschüttung,
Verdauungssystem, Stoffwechsel, Atmung, Wahrnehmung, Immunsystem

(Mit-)Verursachung/Verschlimmerung
psychosomatischer Erkrankungen
– Herz-Kreislauf-Krankheiten
– Magen-Darm-Erkrankungen
– Infektionskrankheiten, bös. Neubildungen
– Stoffwechselerkrankungen
– Bewegungsapparat (Rückenbeschwerden)

– Beeinträchtigung des **psychischen**
Wohlbefindens (z.B. Schlafstörungen,
Nervosität, Gereiztheit, Verstimmung)
– **Psychische Störungen** (z.B. Depression,
Angststörungen, Zwangsgedanken)
– **Arbeits- und Wege-Unfälle** durch
Minderung/Störung der Leistungsfähigkeit

Abbildung 6: Wirkungsweise gesundheitlicher Gefährdung durch psychische Belastungen[26]

Verhaltensorientierte BGM Maßnahmen zielen darauf ab, zur Stärkung der individuellen Ressourcen beizutragen. Dies kann z.B. über Trainings zum verbesserten Umgang mit Stress passieren, Stärkung von sozialen Netzwerken etc. Verhältnisorientierte Maßnahmen setzen in der Organisation selbst an, sind in dem Sinne also tiefgreifender und verändern somit die Rahmenbedingungen der Arbeit.[27] Zusammenfassend kann man sagen, dass beide Maßnahmen zusammenspielen sollten, der Verhältnisorientierung aber der Vorrang gehört.

---

[26] Quelle: (Oppolzer, 2010), S. 106.
[27] Vgl. (Landeszentrum Gesundheit Nordrhein-Westfalen, 2012).

2.2.2 Absentismus - Präsentismus

Das krankheitsbedingte Fernbleiben der Arbeit durch den Mitarbeiter – Absentismus – war lange Zeit ein beliebter Ansatzpunkt für Maßnahmen des BGM. Krankenstandstage sind leicht messbar. Sie sind jedoch relativ zu betrachten in ihrer Aussagekraft, wie „gesund" und leistungsfähig eine Organisation tatsächlich ist.[28]

Wichtig ist es hier zu hinterfragen, welche Ursachen diese Fehlzeiten haben. Nach Oppolzer lassen sie sich in zwei Kategorien unterteilen: krankheitsbedingte und motivationsbedingte. Beides läuft Hand in Hand. Bei einer leichten gesundheitlichen Beeinträchtigung entscheidet die Einstellung zur Arbeit (Arbeitsmoral, Verantwortung) wesentlich mit, ob ein Mitarbeiter sich krank meldet oder doch zur Arbeit erscheint.[29]

Der sogenannte Präsentismus wird leicht vernachlässigt bzw. unterschätzt. Damit wird eine Produktivitätseinbuße durch eingeschränkte Arbeitsfähigkeit aufgrund psychischer und physischer Beeinträchtigungen definiert. Der Mitarbeiter ist körperlich anwesend, jedoch nur bei geringer bis zu keiner Arbeitsleistung.

Die finanziellen Einbußen, die dadurch verursacht werden, sind nicht zu unterschätzen. Laut einer amerikanischen Studie liegen die Produktivitätsverluste bei Präsentismus bei 84%, bei Absentismus bei 16%.[30]

Eine Studie der Firma Dow Chemical beziffert pro Beschäftigten 661$ an Kosten bedingt durch Fehlzeiten, 2.278$ durch medizinische Behandlungen und ganze 6.771$ durch eingeschränkte Arbeitsfähigkeit.[31]

Insgsamt werden die Kosten durch krankheitsbedingte Minderleistung in den USA auf ca. 150 Milliarden Dollar jährlich geschätzt.[32]

Präsentismus wird, gerade bei Arbeitsplatzunsicherheit, immer häufiger. Er wirkt sich jedoch nicht nur langläufig negativ auf die Gesundheit aus, sondern auch negativ auf Konzentration, Kreativität und Produktivität, dafür steigen Unfallgefahr und Fehlerhäufigkeit an.[33]

Nicht nur die Angst vor Jobverlust, auch ein missverstandenes Verantwortungs- und Pflichtgefühl der Firma/Arbeit gegenüber, das Gefühl nicht ausfallen zu „dürfen" u.ä. tragen dazu bei, in jedem Zustand zur Arbeit zu gehen. Langläufig kann dies den

---

[28] Vgl. (Badura, Walter, & Hehlmann, 2010), S.4.
[29] Vgl. (Oppolzer, 2010), S. 195. als auch (Ulich & Wülser, 2012), S.144f.
[30] Vgl. (Oppolzer, 2010), S190f.
[31] Vgl. (Badura, Walter, & Hehlmann, 2010), S. 4.
[32] Vgl. (Oppolzer, 2010), S. 190.
[33] Vgl. (Ulich & Wülser, 2012), S. 146f.

Weg ins Burnout bedeuten, aber auch eine erhöhte Herzinfarktgefahr mit sich bringen.[34]

Motive, krank zur Arbeit zu gehen variieren geschlechtsspezifisch nur geringfügig. Abgeleitet von der folgenden Abbildung könnte man den Schluss ziehen, dass Frauen sich mehr verantwortlich fühlen, keine Arbeit liegen zu lassen, Männer dafür eher auch mit „kleinen" Erkrankungen noch zur Arbeit erscheinen.[35]

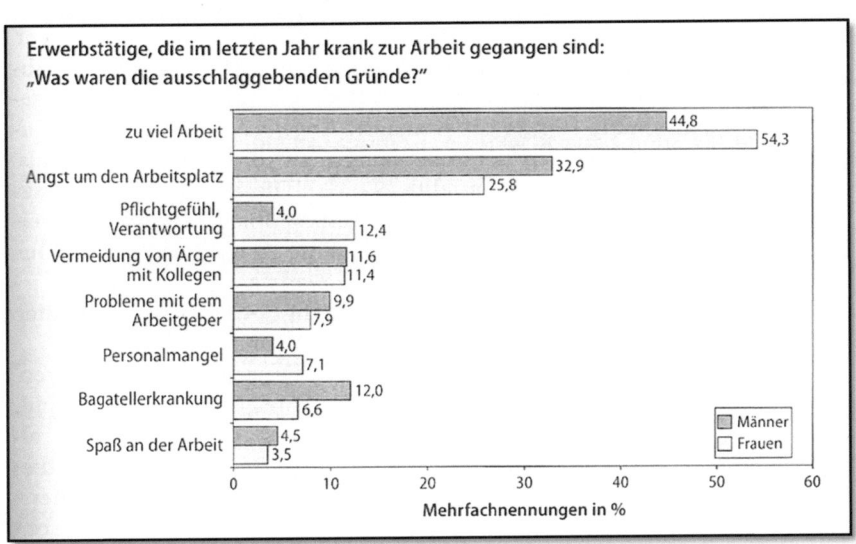

Abbildung 7: Gründe für Präsentismus[36]

Inwiefern hier auch der soziale Druck der vorherrschenden Leistungsgesellschaft eine Rolle spielt, sei dahingestellt. Präsentismus ist für ein umfassendes BGM ein wichtiger Ansatzpunkt.

---

[34] Vgl. (Ulich & Wülser, 2012), S. 147ff.
[35] Vgl. K.Zok in (Badura, Schröder, & Vetter, Fehlzeiten-Report 2007, 2008), S. 135.
[36] Quelle: (Badura, Schröder, & Vetter, Fehlzeiten-Report 2007, 2008), S. 135.

3 Neurobiologie in der Arbeitswelt

3.1 Grundlagen

1990 – 1999 wurde als das Jahrzehnt des Gehirns bezeichnet.[37] Neurobiologie, Gehirnscans und mehr oder weniger wissenschaftliche Belege der Gehirnforschung schmücken zahlreiche Artikel und bereichern den Inhalt unzähliger aktueller Bücher, von (Lebens)Ratgebern, Fachliteratur aus der Wirtschaft bis hin zum gehirngerechten Lernen [Eigenbeobachtung der Verfasserin im Zuge der Recherchen zu diesem Thema.].

Nicht weg zu diskutieren ist der derzeit enorme Fortschritt in dieser, eigentlich relativ jungen Wissenschaft und welche Möglichkeiten sich dadurch bieten, das Gehirn, die Psyche und somit den Menschen hinsichtlich seiner Handlungen und Motive besser zu verstehen.

Das menschliche Gehirn befindet sich mit und durch den Körper in einem wechselseitigen Austausch sowohl innerhalb des Organismus, etwa durch Hormon-, Immun- und Nervensystem, als auch über die Sinneswahrnehmungen und Interaktionen mit der Umwelt. Was langläufig als „Geist" zusammengefasst wird, entspringt in seiner Gesamtheit aus der Wechselwirkung und dem Austausch dieser Systeme. Zum Teil wird die Umwelt erst durch die geistige Aktivität erschaffen.[38]

Um diese Zusammenhänge etwas genauer zu erläutern:

- Beinahe jeder Muskel, jedes Gelenk, jedes innere Organ, jeder Körperteil kann über das periphere Nervensystem direkt oder über das Rückenmark Signale an das Gehirn schicken.[39]
- Die Funktionsweise des Gehirns kann entweder direkt oder durch Aktivierung bestimmter Hirnregionen durch chemische Stoffe beeinflusst werden, die durch Körperaktivität erzeugt werden.[40]
- Das Gehirn kann natürlich ebenso in entgegengesetzter Richtung, durch die Nerven, Einwirkung nehmen. Dies geschieht entweder über das autonome

---

[37] Vgl. (Library of congress, 2000).
[38] Vgl. (Damasio, 2012), S. 18.
[39] Vgl. (Damasio, 2012), S. 129.
[40] Vgl. (Damasio, 2012), S. 129.

oder das willkürliche Nervensystem. Signale des autonomen Nervensystems entstehen in evolutionär älteren Regionen wie der Amygdala, dem Gyrus cinguli, dem Hypothalamus und dem Gehirnstamm. Signale des willkürlichen Nervensystems finden ihren Ursprung in motorischen Rindenfeldern und subkortikalen motorischen Kernen.[41]

- Abgesehen davon wirkt das Gehirn über zahlreiche chemische Stoffe, die in den Blutkreislauf ausgeschüttet werden, wie Hormone, Transmitter und Modulatoren, auf den Körper ein.[42]

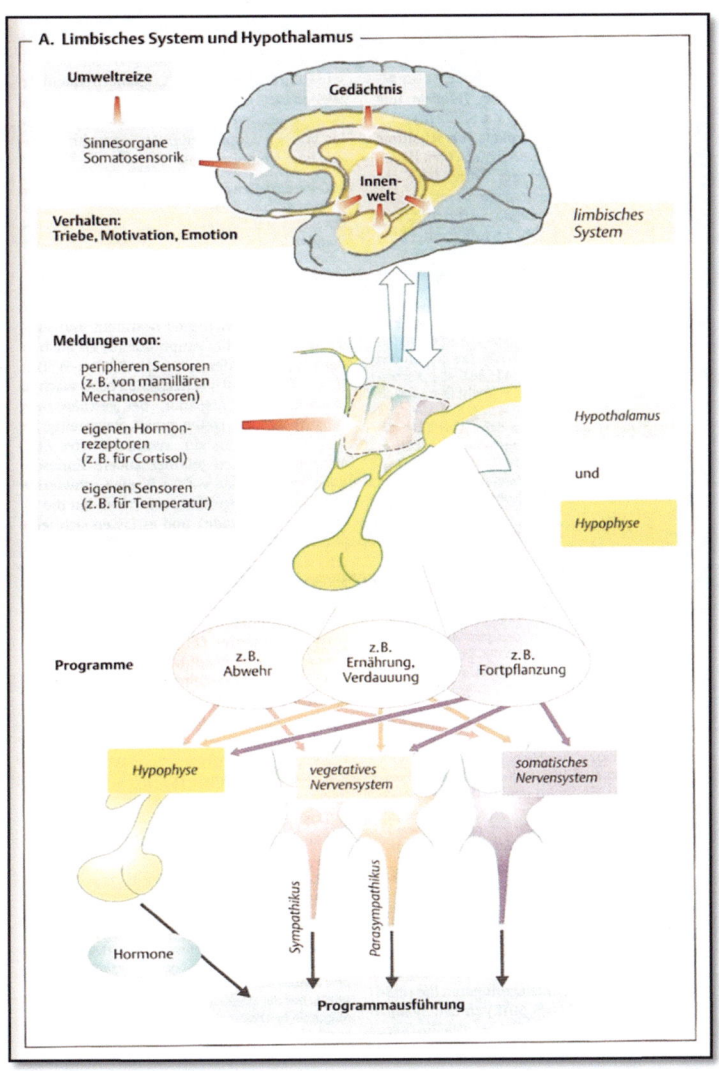

Abbildung 8: Limbisches System und Hypothalamus[43]

---

[41] Vgl. (Damasio, 2012), S.129.
[42] Vgl. (Damasio, 2012), S.129.

Über all diese Systeme werden unser Körper und unsere Psyche beeinflusst. Oder anders gesagt beeinflussen sich Körper und Psyche so stets wechselseitig. Somit trägt Grundlagenwissen in der Neurobiologie erheblich zu einem besseren und genaueren Verständnis von Krankheit und Gesundheit bei.

Es werden im Folgenden einige wichtige Botenstoffe und Gehirnregionen, sowie deren Einfluss auf Körper und Psyche kurz beschrieben.

3.1.1 Botenstoffe - Hormone

Oxytocin gilt als Vertrauens- und Einfühlungshormon.[44] Es beeinflusst eine große Bandbreite von Putz-, Fortbewegungs-, Fortpflanzungs- und mütterlichen Verhaltensweisen. Wichtiger jedoch: es bahnt soziale Interaktionen und fördert Bindungen.[45] „Oxytocin erzeugt das Gefühl einer angenehmen Entspannung (...)".[46] Man kann seine Wirkung durchaus mit der von Heroin vergleichen.[47]

Es gibt viele Hinweise darauf, dass es einen enormen Beitrag dazu liefert, dass Menschen soziale Kontakte brauchen und sich jede positiv erlebte Form von zwischenmenschlicher Beziehung stark auf die Gesundheit des Einzelnen auswirkt. Durch seine entspannende Wirkung ist es ein wichtiger Protagonist in der Prävention der negativen Auswirkungen von Stress, Druck und Angst. Es sorgt für körperliche und psychische Entspannung, beruhigt das biologische Stresssystem, senkt dabei den Blutdruck und dämpft die Angstzentren im Gehirn.[48]

Dopamin gilt unter anderem als „Glückshormon". Es wird über das Motivationszentrum des Gehirns ausgeschüttet und entfaltet eine Wirkung, die der einer Dopingdroge gleicht. Es steigert Konzentration sowie die Handlungsbereitschaft, psychisch als auch physisch durch Beeinflussung der motorischen Handlungsfähigkeit.[49] Dopamin und Oxytocin treten oft in Kooperation auf, speziell dann, wenn Motivation an soziale Interaktionen geknüpft ist.[50]

---

[43] Quelle: (Silbernagl & Despopoulos, 2001), S. 331.
[44] Vgl. (Bauer, Arbeit , 2013), S.28.
[45] Vgl. (Damasio, 2012), S. 172.
[46] (Goleman, Soziale Intelligenz 2008), S. 246.
[47] Vgl. (Goleman, Soziale Intelligenz 2008), S. 246.
[48] Vgl. (Bauer, Prinzip Menschlichkeit 2008), S. 52.
[49] Vgl. (Bauer, Prinzip Menschlichkeit, 2008), S.31 als auch (Bauer, Arbeit, 2013), S. 28.
[50] Vgl. (Bauer, Prinzip Menschlichkeit, 2008), S. 48f.

Die Bezeichnung der endogenen Opioide (**Endorphine**) definiert drei Substanzgruppen mit ähnlicher Wirkung: Endorphine, Enkephaline und Dynorphine.[51]

Je nach Ausgangspunkt der Ausschüttung wird Dopamin von Botenstoffen begleitet, sogenannten endogenen Opioiden, deren Wirkung der von Opium oder Heroin entspricht, allerdings ohne einschläfernden oder betäubenden Effekt. Sie wirken auf das Emotionszentrum im Gehirn, haben eine positive psychische Wirkung auf emotionale Gestimmtheit, Selbstwahrnehmung, Lebensfreude und eine ebenso stärkende physische Wirkung auf das Immunsystem und besonders die Schmerztoleranz.[52]

Die Auswirkung von **Adrenalin** ist fast jedem Menschen (bewusst) bekannt. In Stresssituationen (positiv wie negativ) stellt es den Körper auf den Flucht- oder Kampfmodus ein. Dazu gehören erhöhtes Schwitzen, Blutgefäße in Haut, Muskeln und Gehirn sowie im viszeralen System verengen sich, Blutzucker und Blutdruck als auch Herzrate erhöhen sich.[53]

Cortisol (Glucocortico(ster)oide) haben eine vielfältige Wirkung. Im Kohlenhydrat– und Aminosäurestoffwechsel erhöht Cortisol die Glucosekonzentration im Blut. Im Herz-Kreislaufsystem führt es zu einer Verstärkung der Herzkraft und Gefäßverengung, außerdem führt es zu einer vermehrten Adrenalinbildung im Nebennierenmark. Glucocorticoide wirken auch antientzündlich und antiallergisch. Die normale Cortisol-Konzentration unterliegt einem Tag-Nacht Rhythmus. Vermehrt wird es unter körperlicher oder psychischer Belastung ausgeschüttet, was sich auch in der Wirkung zeigt (erhöhte Herzleistung, mobilisierter Energiestoffwechsel, etc.).[54]

Seine Ausschüttung wird durch das CRH (Corticotropin-Releasing-Hormone) im Hypothalamus in Gang gesetzt. Es verbessert u.a. die Bereitstellung von Glucose.[55] Einen wichtigen Einfluss hat es auch auf das Immunsystem und wirkt ebenso auf zahlreiche Gene, die es aktivieren oder deaktivieren kann.[56]

---

[51] Vgl. (Bauer, Prinzip Menschlichkeit, 2008), S. 32.
[52] Vgl. (Bauer, Prinzip Menschlichkeit, 2008), S. 32 als auch (Bauer, Arbeit , 2013), S. 28.
[53] Vgl. (Gerrig & Zimbardo, 2008), S. 469f.
[54] Vgl. (Silbernagl & Despopoulos, 2001), S. 296.
[55] Vgl. (Bauer, Arbeit , 2013), S.229.
[56] Vgl. (Bauer, Das Gedächtnis des Körpers, 2002), S.38.

3.1.2 Anatomie

Das limbische System ist maßgeblich an motiviertem Verhalten, emotionalen Zuständen und Gedächtnisprozessen beteiligt. Davon abgesehen regelt es Körpertemperatur, Blutdruck, Blutzuckerspiegel sowie andere Aspekte des Körperhaushalts. Es besteht aus dem Hippocampus, dem Hypothalamus und der Amygdala.[57]

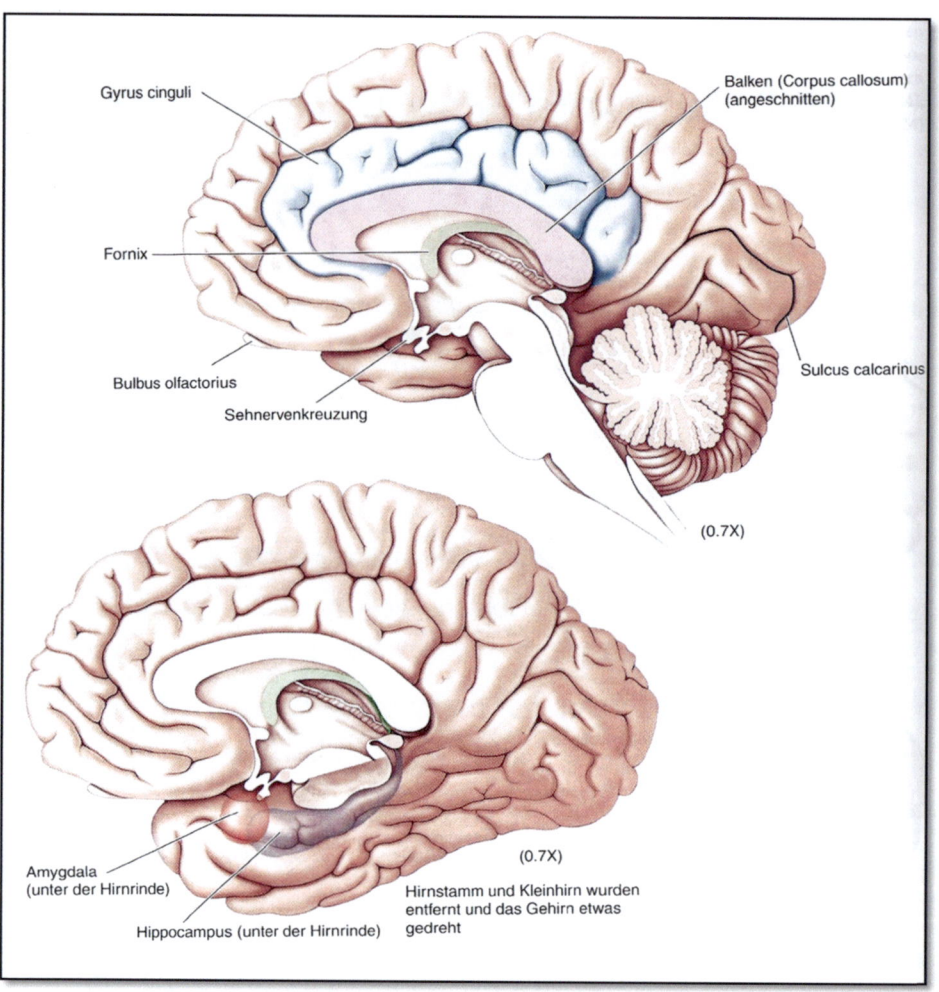

Abbildung 9: Anatomie limbisches System[58]

Der Hypothalamus koordiniert in seiner Hauptfunktion alle vegetativen (nicht bewusst kontrollierbaren Körperfunktionen wie Puls, Blutdruck, Muskeltonus, etc.) und die meisten endokrinen (hormonellen) Prozesse.[59] Abgesehen davon integriert er *„die*

---

[57] Vgl. (Gerrig & Zimbardo, 2008), S.92.
[58] Quelle: (Bear, Connors, & Paradiso, 2008), S. 134.
[59] Vgl. (Silbernagl & Despopoulos, 2001), S. 330.

Regelung des inneren Milieus, des Schlaf-Wach-Rhythmus, körperlicher und geistiger Entwicklung und Fortpflanzung".[60]

Die Amygdala dient der emotionalen Kontrolle als auch der Formung von emotionalen Gedächtnisinhalten.[61] Im Besonderen ist sie an Angstverhalten, vor allem wenn es sich um erlerntes Verhalten handelt, beteiligt.[62] Ebenso spielt sie eine Rolle bei Aggressionen, besonders im sozialen Bereich.[63]

Nach moderner Definition zählt auch der Gyrus cinguli zum limbischen System. Er verarbeitet Schmerzen und reguliert Affekte, beeinflusst Aufmerksamkeit und Konzentration.[64] Auch finden sich in diesem Bereich Spiegelneurone [*Spezielle Nervenzellen, die für Empathie und das Nachempfinden von z.B. Schmerz zuständig sind. Sie werden im Verlauf des Buches noch näher erklärt.*], die Menschen Schmerzen, die einem anderen zugefügt werden, nachempfinden lassen.[65]

Dies stellt natürlich nur einen sehr groben Überblick eines hoch komplexen Systems dar. Zusammenfassend sieht man allerdings deutlich, dass der Mensch über enorme Ressourcen in der positiven (gesundheitlichen) Stimulation besitzt, die intern über das Gehirn und von außen über die Umwelt, genauer gesagt Beziehungen, Stress, Motivation etc. beeinflusst werden. In weiterer Folge wird sich zeigen, wie sich dieses Wissen im Gesundheitsmanagement nutzen lässt.

3.1.3 Spiegelneurone

Spiegelneurone wurden während eines Experiments mit Affen durch Giacomo Rizolatti, Professor für Physiologie an der Universität Parma, und seinen Mitarbeitern im Jahr 1996 entdeckt. Sie fanden heraus, dass die reine Beobachtung von Handlungen im Gehirn dieselbe Aktivität hervorruft wie bei der tatsächlichen Ausführung

---

[60] (Silbernagl & Despopoulos, 2001), S. 330.
[61] Vgl. (Gerrig & Zimbardo, 2008), S. 93.
[62] Vgl. (Bear, Connors, & Paradiso, 2008), S.644f.
[63] Vgl. (Bear, Connors, & Paradiso, 2008), S. 646ff.
[64] Vgl. (Osterath, 2011).
[65] (Bauer, Warum ich fühle, was du fühlst, 2005), S. 46ff.

der Handlung. Nicht nur das Beobachten, auch ein Geräusch, das für eine Handlung typisch ist, lässt dieselben neuronalen Verschaltungen aktiv werden.[66]

Dies betrifft ebenso Emotionen. Nehmen wir z.B. Ekel oder Schmerz wahr, aktiviert dies im Gehirn dieselben Areale wie bei einem tatsächlichen, eigenen Empfinden.[67]

Diese Entdeckung hat eine enorme Auswirkung auf das Verständnis von Empathie und Mitgefühl. Spiegelneurone agieren im Prinzip wie ein Flugsimulator. Menschen sind dadurch im Stande ihr Gegenüber intuitiv zu verstehen und nachzuempfinden und zwar buchstäblich. Denn das Gehirn unterscheidet nicht, ob man selbst der Handelnde ist oder nur der Beobachter. Dies geschieht simultan, unwillkürlich ohne jede kognitive Beteiligung.[68]

„Spiegelneurone können beobachtete Teile einer Szene zu einer wahrscheinlich zu erwartenden Gesamtsequenz ergänzen."[69]

Das heißt, Menschen sind nicht nur in der Lage, den anderen intuitiv zu verstehen, sie können den wahrscheinlichen Ausgang einer Handlung vorhersagen, allerdings nur im Rahmen ihrer eigenen Erfahrungen und Vorstellungen.[70]

Das System selbst ist natürlich nicht unfehlbar. Es kann bewusst getäuscht werden und auch aufgrund wiederkehrender schlechter Erfahrungen Vorhersagen beeinträchtigen, was aber auch beim rationalen Denken der Fall ist. Wichtig ist eine sinnvolle Ausgewogenheit beider „Systeme".[71]

Stress, Druck und Angst setzen die Aktivität von Spiegelneuronen stark herab. Das gesamte Vermögen, sich in einen anderen einzufühlen, die Intuition sowie das Handlungsvermögen werden stark eingeschränkt. Dies betrifft natürlich auch alle zwischenmenschlichen Konflikte im Arbeitsumfeld. Unter Druck und Stress sind keine konstruktiven Lösungen mehr möglich. Da Spiegelneurone auch eine wichtige Rolle beim Lernen spielen sinkt auch diese Fähigkeit mit Zunahme der vorher angeführten Faktoren.[72]

---

[66] Vgl. (Bauer, Warum ich fühle, was du fühlst, 2005), S. 21ff.
[67] Vgl. (Rizzolatti & Sinigaglia, 2008), S. 15.
[68] Vgl. (Rizzolatti & Sinigaglia, 2008), S. 26ff.
[69] (Bauer, Prinzip Menschlichkeit, 2008), S. 31.
[70] Vgl. (Bauer, Prinzip Menschlichkeit, 2008), S. 31f.
[71] Vgl. (Bauer, Warum ich fühle, was du fühlst, 2005), S. 33f.
[72] Vgl. (Bauer, Warum ich fühle, was du fühlst, 2005), S. 34f.

3.2 Das soziale Gehirn

3.2.1 Kooperation

Aus Sicht der Neurobiologie ist der Mensch für Kooperation und soziale Resonanz konstruiert. [73] „Kern aller menschlichen Motivation ist es, zwischenmenschliche Anerkennung, Wertschätzung, Zuwendung oder Zuneigung zu finden und zu geben."[74]

Auf den Zusammenhang von Motivations- und Belohnungssystem und dem damit verbundenen Antrieb kam man aufgrund der Forschung zu Suchterkrankungen. Menschen mit Suchterkrankungen scheuen beinahe keine Mühen um an die nächste Dosis ihres Suchtmittels zu kommen, was auf einen enormen Antrieb schließen lässt.[75]

Die Zentrale des Motivationssystems löst bei Aktivierung vereinfacht gesprochen, die Freisetzung von drei Stoffen aus: Dopamin, endogene Opioide und Oxytocin.[76] Die Wirkung dieser Stoffe wurde vorher näher beschrieben.

Aufgrund von Studien z.B. von Thomas Insel weiß man mittlerweile, dass nichts dieses Motivationssystem so sehr aktiviert wie der Wunsch, von anderen wahrgenommen zu werden, als auch die Aussicht auf das Erleben von positiver Zuwendung.[77] Der Umkehrschluss, der ebenso bereits durch Forschungen belegt ist: Wird einem Individuum soziale Isolation aufgezwungen, bringt das das gesamte Motivationssystem zum Erliegen. Das geht bis hin zur Abschaltung bestimmter Gene.[78]

Im Grunde kann man sagen, dass jedes von Menschen verfolgte Ziel, sei es beruflich, finanziell, mittels Ausbildung oder Anschaffungen ausgeprägt, der Motivation nach dem Erhalt bzw Erwerb von zwischenmenschlichen Beziehungen folgt. Dieses Bemühen als Person wahrgenommen zu werden, steht mitunter sogar über dem Selbsterhaltungstrieb.[79]

---

[73] Vgl. (Bauer, Prinzip Menschlichkeit, 2008), S. 23.
[74] (Bauer, Prinzip Menschlichkeit, 2008), S.23.
[75] Vgl. (Bauer, Prinzip Menschlichkeit, 2008), S. 26ff.
[76] Vgl. (Bauer, Prinzip Menschlichkeit, 2008), S. 30ff.
[77] Vgl. (Bauer, Prinzip Menschlichkeit, 2008), S. 35ff.
[78] Vgl. (Bauer, Prinzip Menschlichkeit, 2008), S. 38.
[79] Vgl. (Bauer, Prinzip Menschlichkeit, 2008), S. 39.

Auch hier spielen Spiegelneurone eine wichtige Rolle. Soziale Ausgrenzung, das Fehlen von Resonanz und Spiegelung führt zu messbaren und mitunter bleibenden biologischen Veränderungen der Stresshormone sowie zu einer Hochregulierung der mit Stress assoziierten Gene.[80]

Auf die Konsequenzen für den beruflichen Alltag wird in weiterer Folge näher eingegangen, man kann sich jedoch bereits ein sehr gutes Bild machen, was dies im Arbeitsalltag zur Gesundheitsvorsorge und Mitarbeitermotivation bedeutet.

3.2.2 Lernen

Der Begriff „Lernen" ist für die meisten Menschen recht negativ besetzt. Hat er doch etwas mit Schule, Noten und Prüfungen zu tun. Dabei ist der Mensch beinahe für nichts besser geschaffen, als zu lernen. Nur passiert dies nicht immer in dem Kontext, in dem der Begriff besetzt ist.[81]

Der Mensch ist dank seines Gehirns extrem flexibel. Er kann sich auf verschiedenste Umgebungen, Aufgaben und Probleme einstellen – er ist spezialisiert darauf, zu lernen.[82]

Lange Zeit ging man davon aus, dass das Gehirn ab dem Zeitpunkt des Erwachsenenalters im Großen und Ganzen sich nicht weiter verändert. Was man bis dahin gelernt hat, ist vorhanden, der Rest bildet nur noch einen Aufputz. Nach dem Motto: *Was Hänschen nicht lernt, lernt Hans nimmer mehr.*

Das Gehirn ist jedoch nicht statisch sondern von plastischer Natur, man spricht in diesem Zusammenhang von Neuroplastizität.[83]

Lernen besteht „(..)neurobiologisch betrachtet in der Veränderung der Stärke der synaptischen Verbindungen zwischen Nervenzellen."[84] Das bedeutet, dass das Gehirn ein Leben lang veränderbar ist, Lernen also ein lebenslanger Prozess ist.

Wichtig ist auch die Unterscheidung von kognitivem Lernen und sozialem Lernen. Wie vorher beschrieben, ist der Mensch ein Lebewesen, das auf Kooperation angewiesen ist. Aber auch den Umgang bzw. die Gesetzmäßigkeiten einer Gemeinschaft müssen erlernt werden, vergleichbar mit der Grammatik einer

---

[80] Vgl. (Bauer, Warum ich fühle, was du fühlst, 2005), S. 105ff.
[81] Vgl. (Spitzer, 2009), S. 10ff.
[82] Vgl. (Spitzer, 2009), S. 14.
[83] Vgl. (Spitzer, 2009), S. 94.
[84] (Spitzer, 2009), S.94.

Sprache. Durch Erfahrung und Rückmeldung innerhalb einer sozialen Gruppe lernt man, wie man sich wann zu verhalten hat.[85]

Auch hier greifen sowohl Spiegelneurone als auch das Motivationssystem. Erstere um dem Menschen Rückmeldung zu geben und auf die anderen einzugehen, zweitere um überhaupt die Bereitschaft, den Antrieb zu schaffen, mit anderen zu kooperieren.[86]

Emotionen haben einen großen Einfluss auf das Lernen.[87] Stress und Druck minimieren die Fähigkeit, erlernte Inhalte zu behalten und vor allem diese situationsbezogen anzuwenden. In Angstsituationen aktiviert sich die Amygdala und das Gehirn schaltet weg von kreativen Lösungen hin zu bekannten Routinen.[88]

Von einem Mitarbeiter, der Angst hat und dauerhaftem, für ihn nicht bewältigbarem Stress ausgesetzt ist (auf die unterschiedlichen Qualitäten von Stress wird später noch eingegangen), kreative und konstruktive Lösungen und Ideen zu fordern, ist schon aufgrund dessen nicht nur unsinnig, es ist schlicht biologisch nicht möglich. Die Herausforderung besteht darin, Mitarbeiter in dieser Form der Belastbarkeit zu selektieren. Wie sich am salutogenetischem Modell, das in Folge erklärt wird, zeigt, ist Stress eine sehr individuelle Wahrnehmung.

---

[85] Vgl. (Spitzer, 2009), S. 291ff.
[86] Fazit der Verfasserin der Arbeit.
[87] Vgl. (Spitzer, 2009), S. 157ff.
[88] Vgl. (Spitzer, 2009), S. 161ff.

4 Gesundheit - Krankheit

4.1 Definition Gesundheit

4.1.1 Definition WHO

Die offizielle Definition der WHO (World Health Organisation) von 1948 lautet:

„Health is a state of complete physical, mental and social well-being and not merely the absence of disease or infirmity".[89]

Ausformuliert: „Gesundheit ist ein Zustand völligen psychischen, physischen und sozialen Wohlbefindens und nicht nur das Freisein von Krankheit und Gebrechen. Sich des bestmöglichen Gesundheitszustandes zu erfreuen, ist ein Grundrecht jedes Menschen, ohne Unterschied der Rasse, der Religion, der politischen Überzeugung, der wirtschaftlichen oder sozialen Stellung."[90]

Durch diese Definition wurde der Blickwinkel von einem Zustand, krank oder gesund, hin zu einem laufenden, dynamischen Prozess der Gesunderhaltung verschoben.

4.1.2 Ottawa Charta

Die erste internationale Konferenz zur Gesundheitsförderung verabschiedete am 21.11.1986 die „Ottawa Charta". Die Konferenz selbst galt als Antwort auf die wachsenden Erwartungen und Anforderungen an die öffentliche Gesundheitsbewegung, besonders im Hinblick auf die Interessen der Industrieländer.[91]

Die Charta selbst hat auch einen sehr hohen moralischen Charakter. Es wird besonders dazu aufgerufen, sowohl politisch als auch sozial Möglichkeiten und Rahmenbedingungen zu schaffen, die es Menschen ermöglicht, gesund zu bleiben.[92]

Als Voraussetzung für die Gesunderhaltung werden die Faktoren Frieden, Bildung, Ernährung, angemessene Wohnbedingungen, Einkommen, soziale Gerechtigkeit und Chancengleichheit, ein stabiles Ökosystem sowie die sorgfältige Verwendung von natürlichen Ressourcen definiert.[93]

---

[89] (World Health Organisation, 1946).
[90] (Bundesministerium für Gesundheit, 2010).
[91] Vgl. (World Health Organisation, 1986), S. 1.
[92] Vgl. (World Health Organisation, 1986), S. 1.
[93] Vgl. (World Health Organisation, 1986), S. 1f.

Die Staaten werden dazu aufgerufen, gesundheitsfördernde Lebenswelten zu gestalten. In diesem Sinne heißt es: „Die sich verändernden Lebens-, Arbeits- und Freizeitbedingungen haben entscheidenden Einfluss auf die Gesundheit. Die Art und Weise, wie eine Gesellschaft die Arbeit, die Arbeitsbedingungen und die Freizeit organisiert, sollte eine Quelle der Gesundheit und nicht der Krankheit sein. Gesundheitsförderung schafft sichere, anregende, befriedigende und angenehme Arbeits- und Lebensbedingungen."[94]

4.1.3 Jakarta Charta

Die Jakarta Charta wurde im Zuge der 4. Internationalen Konferenz zur Gesundheitsförderung, die im Juli 1997 stattfand, verabschiedet.

Sie baut auf die Ottawa Charta weitgehend auf, man findet aber schon Adaptierungen. So wird Armut als besondere Gesundheistgefährdung herausgestrichen, ebenso demografische Trends wie die Verstädterung und die steigende Anzahl alter Menschen. Biologische, soziale und Verhaltensänderungen wie Bewegungsarmut, Antibiotikaresistenz, Zunahme an Gewalt und Drogenmissbrauch wurden ebenso berücksichtigt. Bemerkenswert ist, dass schon damals, vor siebzehn Jahren, dringend zu einer stärkeren Beachtung von psychischen Gesundheitsproblemen aufgefordert wird.[95]

4.1.4 Salutogenese

Das salutogenetische Modell zur Gesunderhaltung wurde vom Medizinsoziologen Aaron Antonovsky in den 80er Jahren entwickelt.

Sie stellt quasi die Gegenbewegung zu der, bis dahin üblichen, pathogenetischen (krankheitsorientierten) Sichtweise dar. Sie beruht maßgeblich auf der Frage, was zur Gesunderhaltung beiträgt, welche Faktoren die Gesundheit positiv beeinflussen und wie diese auch erhalten werden können. Das Modell geht davon aus, dass der Mensch, ausgestattet mit individuellen, internen und externen Ressourcen, von sich aus gesund ist. Jeder hat seine spezielle Position zwischen den beiden Polen

---

[94] (World Health Organisation, 1986), S. 3.
[95] Vgl. (World Health Organisation, 1997), S. 1f.

Gesundheit – Krankheit. Diese wird von den Einflüssen mitbestimmt, die seine Gesundheit entweder fördern oder belasten.[96]

„Wenn von Krankheit und Gesundheit die Rede ist, wird in der Regel davon ausgegangen, dass sich hier zwei Zustände ausschließen, d.h. nur einer von beiden Zuständen vorliegen kann (Dichotomie): Entweder man ist gesund oder krank. (...) Menschen, die als gesund eingestuft werden, werden im Rahmen der medizinischen Versorgung nicht weiter beachtet (...). Antonovsky stellt dieser Zweiteilung die Vorstellung eines Kontinuums gegenüber, auf dem Menschen als mehr oder weniger krank bzw. gesund eingestuft werden können.“[97]

Den Mittelpunkt seines Modells bildet das sogenannte Kohärenzgefühl (Sense of Coherence). Antonovsky selbst beschreibt dieses als „eine globale Orientierung, die zum Ausdruck bringt, in welchem Umfang man ein generalisiertes, überdauerndes und dynamisches Gefühl des Vertrauens besitzt, dass die eigene innere und äußere Umwelt vorhersagbar ist und dass mit großer Wahrscheinlichkeit die Dinge sich so entwickeln werden, wie man es vernünftigerweise erwarten kann.“[98]

Das Kohärenzgefühl ist eine bedeutende Ressource für die Bewältigung von Anforderungen und trägt somit besonders zur Gesunderhaltung bei. Es setzt sich aus drei Faktoren zusammen:

- „Gefühl der Verstehbarkeit *(sense of comprehensibility)*:
Diese Komponente beschreibt die Erwartung bzw. Fähigkeit von Menschen, Stimuli – auch unbekannte – als geordnete, konsistente und strukturierte Informationen verarbeiten zu können und nicht mit Reizen konfrontiert zu sein bzw. zu werden, die chaotisch, willkürlich, zufällig oder unerklärlich sind. Mit Verstehbarkeit meint Antonovsky also ein kognitives Verarbeitungsmuster“.[99]

- „Gefühl von Handhabbarkeit bzw. Bewältigbarkeit *(sense of manageability)*:
Diese Komponente beschreibt die Überzeugung eines Menschen, dass Schwierigkeiten lösbar sind. Antonovsky nennt dies auch instrumentelles Vertrauen „Ausmaß, in dem man wahrnimmt, daß man geeignete Ressourcen zur Verfügung hat, um den Anforderungen zu begegnen“ (Antonovsky,

---

[96] Vgl. (Fonds Gesundes Österreich, 2005).
[97] (Bundeszentrale für gesundheitliche Aufklärung, 2001), S. 26.
[98] Antonovsky, zitiert nach (Fonds gesundes Österreich, 2005).
[99] (Bundeszentrale für gesundheitliche Aufklärung, 2001), S. 29.

Übersetzung durch Franke, 1997, S. 35). Dabei betont Antonovsky, dass es nicht nur darum geht, über eigene Ressourcen und Kompetenzen verfügen zu können. Auch der Glaube daran, dass andere Personen oder eine höhere Macht dabei helfen, Schwierigkeiten zu überwinden, ist damit gemeint. Ein Mensch, dem diese Überzeugung fehlt, gleicht dem ewigen Pechvogel, der sich immer wieder schrecklichen Ereignissen ausgeliefert sieht, ohne etwas dagegen unternehmen zu können. Antonovsky betrachtet das Gefühl von Handhabbarkeit als kognitiv-emotionales Verarbeitungsmuster."[100]

- „Gefühl von Sinnhaftigkeit bzw. Bedeutsamkeit *(sense of meaningfulness)*: Diese Dimension beschreibt das „Ausmaß, in dem man das Leben als emotional sinnvoll empfindet: Daß wenigstens einige der vom Leben gestellten Probleme und Anforderungen es Wert sind, daß man Energie in sie investiert, daß man sich für sie einsetzt und sich ihnen verpflichtet, daß sie eher willkommene Herausforderungen sind, als Lasten, die man gerne los wäre" (Antonovsky, Übersetzung durch Franke, 1997, S. 36). Antonovsky sieht diese motivationale Komponente als die wichtigste an. Ohne die Erfahrung von Sinnhaftigkeit und ohne positive Erwartungen an das Leben ergibt sich trotz einer hohen Ausprägung der anderen beiden Komponenten kein hoher Wert des gesamten Kohärenzgefühls. Ein Mensch ohne Erleben von Sinnhaftigkeit wird das Leben in allen Bereichen nur als Last empfinden und jede weitere sich stellende Aufgabe als zusätzliche Qual."[101]

Das Gefühl der Kohärenz hängt sehr stark mit Lebenserfahrung zusammen. Je stärker dieses Gefühl vorhanden ist, desto besser ist die Fähigkeit eines Menschen, flexibel und situationsadäquat zu reagieren. Wichtig ist dabei, auf die geeigneten Ressourcen zurückgreifen zu können.[102]
Im salutgenetischen Modell finden sich interne (persönliche) als auch soziale und externe (strukturelle) Ressourcen zur Gesundheitsförderung.

---

[100] (Bundeszentrale für gesundheitliche Aufklärung, 2001), S. 29.
[101] (Bundeszentrale für gesundheitliche Aufklärung, 2001), S. 30.
[102] (Fonds gesundes Österreich, 2005).

- Beispiele für persönliche Ressourcen: positives Selbstwertgefühl, Selbstwirksamkeit oder Kompetenzen wie Entscheidungs- und Handlungsfähigkeit, Kommunikations- und Konfliktlösungskompetenz, Gesundheitskompetenz.
- Beispiele für soziale Ressourcen: das Vorhandensein sozialer Netzwerke und positiver sozialer Bindungen.
- Beispiele für strukturelle Ressourcen: sichere Arbeits- und Lebensbedingungen oder Zugang zu einer gesundheitlichen Grundversorgung, Vereine.[103]

4.2 Exemplarische Krankheitsbilder

4.2.1 Stress

Heute „weiß" jedes Schulkind was Stress ist. Stress ist allerdings bei weitem nicht so allgemein zu sehen, wie es oft getan wird.

Es gibt eine eindeutige Unterscheidung zwischen Stress (Reaktion) und Stressor (Auslöser - Situation).[104]

In medizinischer Hinsicht wurde der Begriff „Stress" erstmals 1914 durch den Physiologen und Neurologen Walter Bradford Cannon (1871 – 1945) geprägt. Er legte das besondere Augenmerk auf die Stressreaktion als Kampf– oder Fluchtreaktion und hob vor allem die Bedeutung des sympathischen Nervensystems hervor.[105]

Der Mediziner Hans Selye (1907 – 1982) fand heraus, dass unterschiedliche Reize zur selben Reaktion führen können – er fand den Stressor als Auslöser. Er unterschied auch drei Stadien: Alarmreaktion, Widerstand und Erschöpfung. Mit dem dritten Stadium fand er als Erster die pathologischen Auswirkungen bei Chronifizierung von Stress.[106]

Stress ist also: „(..)das Reaktionsmuster eines Organismus auf Stimulusereignisse, die dessen Gleichgewicht stören und dessen Fähigkeit, die Einflüsse zu bewältigen, stark beansprucht oder übersteigt.(..)".[107]

---

[103] (Fonds gesundes Österreich, 2005).
[104] Vgl. (Spitzer, 2009), S. 167.
[105] Vgl. (Spitzer, 2009), S. 172.
[106] Vgl. (Gerrig & Zimbardo, 2008), S. 471.
[107] (Gerrig & Zimbardo, 2008), S. 468.

Ein Stressor hingegen „(..) ist ein Ereignis, das von einem Organismus eine Art von Anpassungsreaktion erfordert."[108]

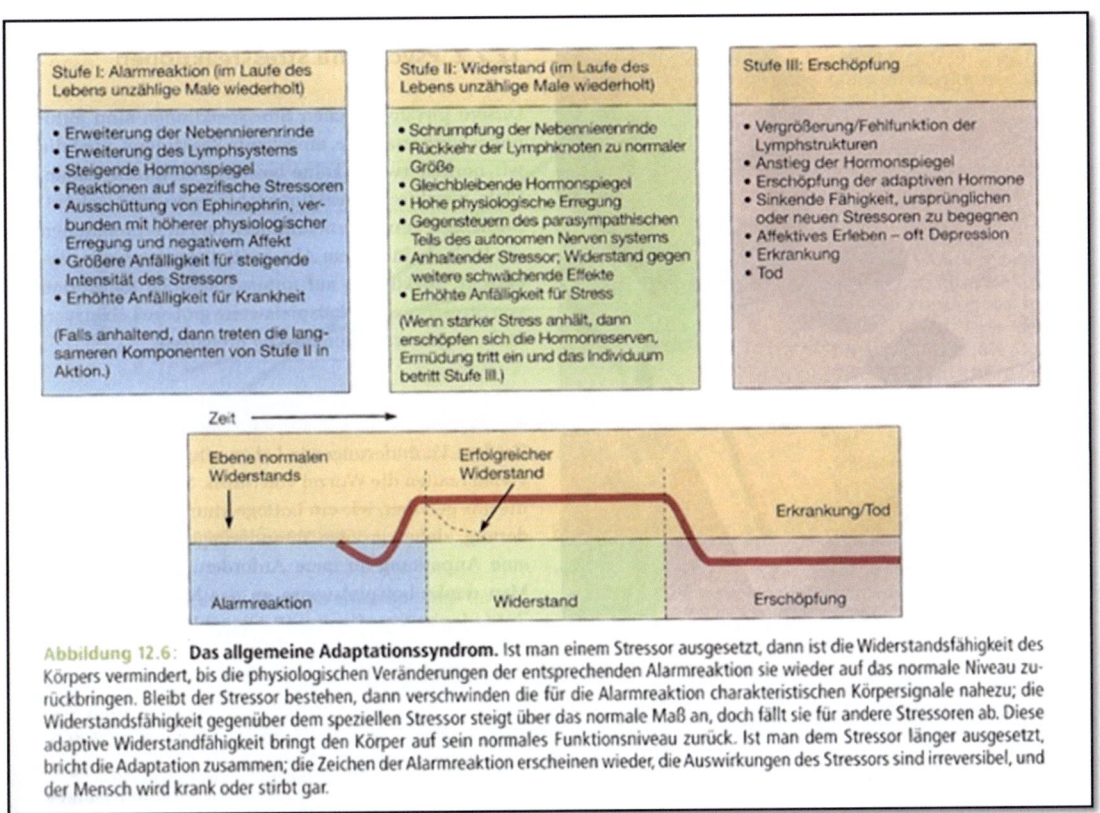

Stufe I: Alarmreaktion (im Laufe des Lebens unzählige Male wiederholt)

- Erweiterung der Nebennierenrinde
- Erweiterung des Lymphsystems
- Steigende Hormonspiegel
- Reaktionen auf spezifische Stressoren
- Ausschüttung von Epinephrin, verbunden mit höherer physiologischer Erregung und negativem Affekt
- Größere Anfälligkeit für steigende Intensität des Stressors
- Erhöhte Anfälligkeit für Krankheit

(Falls anhaltend, dann treten die langsameren Komponenten von Stufe II in Aktion.)

Stufe II: Widerstand (im Laufe des Lebens unzählige Male wiederholt)

- Schrumpfung der Nebennierenrinde
- Rückkehr der Lymphknoten zu normaler Größe
- Gleichbleibende Hormonspiegel
- Hohe physiologische Erregung
- Gegensteuern des parasympathischen Teils des autonomen Nervensystems
- Anhaltender Stressor; Widerstand gegen weitere schwächende Effekte
- Erhöhte Anfälligkeit für Stress

(Wenn starker Stress anhält, dann erschöpfen sich die Hormonreserven, Ermüdung tritt ein und das Individuum betritt Stufe III.)

Stufe III: Erschöpfung

- Vergrößerung/Fehlfunktion der Lymphstrukturen
- Anstieg der Hormonspiegel
- Erschöpfung der adaptiven Hormone
- Sinkende Fähigkeit, ursprünglichen oder neuen Stressoren zu begegnen
- Affektives Erleben – oft Depression
- Erkrankung
- Tod

Zeit ⟶

Ebene normalen Widerstands

Erfolgreicher Widerstand

Erkrankung/Tod

Alarmreaktion   Widerstand   Erschöpfung

Abbildung 12.6: Das allgemeine Adaptationssyndrom. Ist man einem Stressor ausgesetzt, dann ist die Widerstandsfähigkeit des Körpers vermindert, bis die physiologischen Veränderungen der entsprechenden Alarmreaktion sie wieder auf das normale Niveau zurückbringen. Bleibt der Stressor bestehen, dann verschwinden die für die Alarmreaktion charakteristischen Körpersignale nahezu; die Widerstandsfähigkeit gegenüber dem speziellen Stressor steigt über das normale Maß an, doch fällt sie für andere Stressoren ab. Diese adaptive Widerstandfähigkeit bringt den Körper auf sein normales Funktionsniveau zurück. Ist man dem Stressor länger ausgesetzt, bricht die Adaptation zusammen; die Zeichen der Alarmreaktion erscheinen wieder, die Auswirkungen des Stressors sind irreversibel, und der Mensch wird krank oder stirbt gar.

Abbildung 10: Das allgemeine Adaptionssyndrom[109]

Die Reaktion eines Lebewesens auf die notwendige Veränderung besteht in einer verschiedenartigen Kombination aus Anpassung in der physiologischen, behavioralen, emotionalen und kognitiven Ebene.[110]

Eine kurzfristige Stressreaktion bringt keine nachteiligen Folgen, eher das Gegenteil. Ohne Herausforderung fehlt dem Menschen die Möglichkeit zur Bewährung und damit Anerkennung zu erhalten (die für das Gehirn essentiell ist). Wichtig ist, dass es zu einer Lösung dieser Phase kommt. Eine permanente Hochschaltung führt, neben anderen gesundheitlichen Konsequenzen, im Gehirn mitunter zu Schädigung von

---

[108] (Gerrig & Zimbardo, 2008), S. 468.
[109] Quelle: (Gerrig & Zimbardo, 2008), S. 471.
[110] Vgl. (Gerrig & Zimbardo, 2008), S. 468.

Nervenzellstrukturen, speziell wenn ungelöste, zwischenmenschliche Konflikte der Stressauslöser sind.[111]

Klassisches Stresssystem

Eine Zeit lang war es üblich, Stress in zwei Formen, den sogenannten postiven – Eustress – und negativen – Distress zu unterteilen.[112]

Die im englischen gebräuchlichen Begriffe treffen das klassische Stressystem dabei besser. Der Stress an sich hat keine Qualität, er ist neutral. Im englischen Sprachraum wird der „gute" Stress als „escapeable" bezeichnet, also beherrschbar. Der negative als „inescapeable" - nicht beherrschbar. Letzterer erhöht die allostatische Last.[113]

„Der Begriff der Allostase beschreibt einen selbstregulierenden biologischen Prozess, durch den der menschliche Körper in der Lage ist, adaptiv auf tägliche Belastungen zu reagieren und dadurch die Selbstregulierung der unterschiedlichsten Organsysteme aufrecht zu erhalten. Kurzfristig ermöglicht die Allostase zwar eine effektive Belastungsbewältigung, diese Mechanismen können sich aber längerfristig auch negativ auf den menschlichen Organismus auswirken, wenn es durch Dauerbelastungen zu einer Belastungsakkumulation kommt und die Selbstregulation gestört wird."[114]

Auch diese Differenzierung zwischen beherrschbaren und nicht beherrschbaren Stresszuständen findet sich im salutogenetischem Modell wieder. Wie früher angeführt, erhöhen Lebenserfahrung, vorhandene Ressourcen und ein starkes Kohärenzgefühl den kompetenten Umgang mit Situationen oder auch mit deren Ausbleiben (auch eine Jobabsage bedeutet Stress).[115]

Zusammengefasst bedeutet das: Stressoren und auch der Umgang mit solcherlei Situationen ist völlig individuell. Die Bewertung ist sowohl von der Lebenserfahrung, den Ressourcen als auch vom momentanen Zustand der Person abhängig. Diese

---

[111] Vgl. (Bauer, Prinzip Menschlichkeit, 2008), S. 68f.
[112] Vgl. (Gerrig & Zimbardo, 2008), S. 469.
[113] Vgl. (Bauer, Arbeit , 2013), S. 38ff.
[114] McEwan, zitiert nach (Berufsgenossenschaft Nahrungsmittel und Gastgewerbe, 2009).
[115] Vgl. (Antonovsky), S. 124.

unterschiedliche Bewertung bringt auch ein erhöhtes Konfliktpotential zwischen verschiedenen Mitarbeitern mit sich.[116]

Unruhe Stresssystem

Das System, auch als „ Default-Mode-Network" bezeichnet, wurde im Zuge der Forschung entdeckt, in der man versuchte herauszufinden, was das Gehirn beschäftigt, wenn es sich quasi im Leerlauf befindet. Ohne konkrete Aufgaben schaltet es auf auf einen Zustand unspezifischer Wachsamkeit um.[117]

Diese Art von Wachsamkeit gegenüber einer möglichen Herausforderung, wo weder die Art noch der Zeitpunkt oder das definitive Eintreten einer Situation klar ist, senkt nicht nur die Konzentrationsfähigkeit und erhöht die Fehlerquote, das Gehirn sucht sich in dieser Zeit Ersatz durch unspezifische Reize, die zumeist negativ ausgerichtet sind (negativ orientierte Gedanken, Befürchtungen, etc). In Form des Multitaskings ist das aktivierte Unruhesystem schon in den heutigen Arbeitsalltag eingegangen.[118]

Das System hat auch seinen Nutzen. Das Gehirn benötigt „Leerlaufzeiten" um Informationen zu sortieren, zu kodieren und neue Verbindungen aufzubauen. Ideal ist ein gleichbleibender Aktivitätslevel. Eine dauerhafte Übererregung der Nervenzellen ist im gleichen Maße schädlich für das Gehirn wie dauernde Unterforderung.[119]

Stressoren und Spannungszustand (Salutogenetischer Ansatz)

„Antonovsky definiert Stressoren als *„eine von innen oder außen kommende Anforderung an den Organismus, die sein Gleichgewicht stört und die zur Wiederherstellung des Gleichgewichts eine nicht-automatische und nicht unmittelbar verfügbare, energieverbrauchende Handlung erfordert"* (Antonovsky, 1979, S. 72)"[120]

Als zentrale Aufgabe wird die Bewältigung von Spannungszuständen gesehen. Gelingt diese, so hat dies einen gesunderhaltenden bzw. gesundheitsfördernden Effekt. Misslingt die Bewältigung jedoch, entsteht „Stress" mit Belastung und Belastungsfolgen, abhängig von der Person. Da eine immerwährende

---

[116] Vgl. (Bauer, Arbeit , 2013), S. 40ff.
[117] Vgl. (Bauer, Arbeit , 2013), S. 44.
[118] Vgl. (Bauer, Arbeit , 2013), S. 44ff.
[119] Vgl. Keck et al. zitiert nach (Stangl, 2013).
[120] (Bundeszentrale für gesundheitliche Aufklärung, 2001), S. 32f.

Spannungsbewältigung in jeder Situation unmöglich ist, sind Stressreaktionen und belastende Situationen ein dauernd vorhandes Phänomen. Auch die dabei entstehende Stressreaktion muss nicht gleichbedeutend heißen, dass es zu negativen gesundheitlichen Folgen kommt. Belastungen können sehr wohl auch neutral oder gesundheitsfördernd sein. Erst das Zusammenspiel von Krankheitserregern, Schadstoffen und körperlichen Schwachstellen mit einer solchen Stressreaktion führt zur Schwächung der Gesundheit.[121]

Ein starkes SOC (Kohärenzgefühl) wirkt hier einerseits, dass Personen Reize als neutral wahrnehmen und andererseits wenn ein Stressor auftritt, zu bewerten, ob dieser bedrohlich, günstig oder irrelevant ist. In den letzten beiden Fällen wird die Anspannung zwar wahrgenommen, es werden aber keine Ressourcen aktiviert, da die Annahme besteht, dass die Anspannung von selbst vergeht. Der Stressor wird somit umdefiniert.[122]

Wird der spannungserzeugende Stressor als bedrohlich eingestuft, hilft ein starkes SOC einer Person dabei, sich einerseits nicht wirklich bedroht zu fühlen (sie vertraut auf die Fähigkeit, das die Situation bewältigbar ist), andererseits mit angemessenen und zielgerichteten Gefühlen zu reagieren, wodurch sie handlungsfähig bleiben. Bei Personen mit niedrigem SOC verhält sich der Umstand vice versa.[123]

Auf die gesundheitlichen Auswirkungen von Stress wird im Verlauf der Arbeit näher eingegangen.

4.2.2 Burnout - Syndrom

Das Burnout – Syndrom ist, dank der Verbreitung durch die Medien, ein geläufiger Begriff. Es handelt sich dabei aber um die Beschreibung eines Gefühlszustands, den die Betroffenen teilen, nicht um eine Krankheit. Zur Zeit gibt es noch keine ausreichend wissenschaftlich standardisierten Kriterien zur Diagnose.[124]

In den beiden, in der Klassifizierung von psychischen Krankheiten üblichen Systhematiken, dem DSM-V (Diagnostic and Statistic Manual of Mental Disorders, vierte Version, 2013, herausgegeben durch die American Psychiatric Association)[125]

---

[121] Vgl. (Bundeszentrale für gesundheitliche Aufklärung, 2001), S. 33.
[122] Vgl. (Bundeszentrale für gesundheitliche Aufklärung, 2001), S. 33.
[123] Vgl. (Bundeszentrale für gesundheitliche Aufklärung, 2001), S. 33f.
[124] Vgl. (Michael Elze, 2014).
[125] Vgl. (Michael Elze, 2014).

und dem ICD 10 (International Classification of Diseases, Version zehn, 2000, herausgegeben durch die WHO)[126] wird es deshalb unter anderen Krankheitsbildern geführt (ICD-10-Z73.0 – Probleme verbunden mit Schwierigkeiten bei der Lebensbewältigung - Ausgebranntsein[127]) bzw. nicht eigenständig angeführt (DSM-IV definiert lediglich Folgezustände wie Depression oder Angststörungen).

Die ersten Publikationen, die Burnout als Begriff für ein Unwohlsein aufgrund von Überlastung verwendeten, erschienen 1974. Seit dem steigt die Zahl wissenschaftlicher als auch populärwissenschaftlicher Beiträge dazu exponentiell an.[128]

Im wissenschaftlichen Rahmen wurde der Begriff erstmalig vom Psychoanalytiker Herbert Freudenberger eingeführt (1974). Er hatte beobachtet, dass besonders Helfer in sogenannten „High-Touch" Berufen häufig an Symptomen wie emotionaler Erschöpfung, nachlassender Leistungsfähigkeit und zunehmender Gleichgültigkeit/Depersonalisierung gegenüber Patienten und Klienten leiden.[129]

Die Psychologin Christina Maslach entwickelte 1981 mit ihrer Kollegin Susan E. Jackson das bis heute gängiste Messinstrument zur Erfassung des Syndroms, das Maslach Burnout Inventory (MBI).[130]

Es erfasst drei Dimensionen:

- *Emotional exhaustion* (zumeist als „emotionale Erschöpfung" übersetzt) erfasst das Selbsterleben der Befragten als emotional überspannt und erschöpft durch ihre Arbeit.[131]
- *Depersonalization* („Depersonalisation" oder besser: „Unpersönlich sein") erfasst einen unemotionalen und unpersönlichen Umgang der Befragten mit den Empfängern ihrer Arbeitsleistung, also z.B. den betreuten Patienten.
- *Personal accomplishment* (selbstständig Erreichtes bzw. Erreichbares) erfasst das Erleben von Kompetenz und erfolgreicher Leistung bei der Arbeit.[132]

---

[126] Vgl. (Gerrig & Zimbardo, 2008), S. 553.
[127] Vgl. (Krollner & Krollner).
[128] Vgl. (Hillert & Marwitz, 2006), S. 286.
[129] Vgl. (Badura, Walter, & Hehlmann, 2010), S. 390.
[130] Vgl. (Burisch, 2006), S. 36.
[131] (Elze, 2014).

Eine sehr gängige (populärwissenschaftliche) Beschreibung von Burnout lautet „eine Kerze die an beiden Enden gleichzeitig brennt".[133]

Bei Gerrig/Zimbardo findet sich eine an Maslach angelehnte Definition „Das Syndrom emotionaler Erschöpfung, Depersonalisation und verminderten persönlichen Engagements (..)".[134]

Die Ursachen sind sehr vielschichtig. Man kann die Merkmale auf einer individuellen Ebene und der Ebene der Organisation differenzieren. Personenbezogen werden besonders ausgeprägter Individualismus, motiviertes Engagement etwas zu bewegen so wie bestimmte Persönlichkeitsmerkmale wie externale Kontrollüberzeugungen, Neurotizismus, ein negatives Selbstbild sowie eine Typ-A Persönlichkeit angeführt.[135]

Es wird allerdings betont, dass die persönlichen Merkmale eine eher untergeordnete Rolle spielen. Arbeitsbezogene Faktoren wie Mangel an positivem Feedback, Hierarchieprobleme, Druck von Vorgesetzten, geringe Autonomie etc. dürften ausschlaggebend sein.[136]

Die Auswirkungen sind in jedem Fall spürbar, nicht nur für den Betroffenen, auch für seine Umwelt, sowohl familiär als auch arbeitsbezogen. Physische Auswirkungen zeigen sich z.B. durch Beschwerden wie vermehrte Kopfschmerzen, Müdigkeit, Schlaflosigkeit, erhöhtes Risiko für kardiovaskuläre Erkrankungen (besonders bei Männern) und Muskel-Skelett-Erkrankungen (besonders bei Frauen).[137]

Psychisch verdoppelt bis verdreifacht sich das Risiko an einer Depression zu erkranken. Dazu muss angeführt werden, dass Patienten mit Depression kein erhöhtes Burnout Risiko aufweisen.[138]

Mit dem Burnout-Syndrom bringt ein Risiko, wie häufig der Fall, eine Chance mit sich. Das Syndrom hat sich nicht umsonst in den letzten Jahrzehnten manifestiert. Es

---

[132] (Elze, 2014).
[133] Vgl. (Kypta, 2011), S. 140.
[134] (Gerrig & Zimbardo, 2008), S. 729.
[135] Vgl. (Badura, Walter, & Hehlmann, 2010), S. 392f.
[136] Vgl. (Badura, Walter, & Hehlmann, 2010), S. 392f.
[137] Vgl. (Badura, Walter, & Hehlmann, 2010), S. 393f. als auch (Bauer, Arbeit , 2013), S. 107.
[138] Vgl. (Bauer, Arbeit , 2013), S. 108f.

ist, in einem gewissen Maße, ein Zug unserer Zeit. Burnout muss man sich leisten können, als Einzelner und als Gesellschaft. Die Chance ist, hier in Frage zu stellen, was notwendig ist, für das Individuum, für den Arbeitgeber, für die Gesellschaft.[139] Möglicherweise stellt ein Schritt zurück hier einen Schritt nach vorne dar.

4.2.3 Boreout

Das Boreout ist, ähnlich wie das Burnout, keine Krankheit, mehr eine Zustandsbeschreibung. Es ist auch in der Literatur nicht sehr häufig als solches benannt, eher als konstante Unterforderung, innere Kündigung o.ä.

Die Symptome ähneln denen des Burnouts: Schlafstörungen, Depressionen, psychosomatische Erkrankungen wie Magendarmbeschwerden oder eine steigende Anfälligkeit für Infekte.[140]

Erstmals beschrieben wurde es nicht in der Medizin, sondern 2007 von den Schweizer Unternehmensberatern Philippe Rothlin und Peter R. Werder.[141] Sie sehen das Boreout und das Burnout als zwei Teile eines Systems die sich gegenseitig beeinflussen.[142]

Warum es weit weniger thematisiert wird als das Burnout: es ist wesentlich akzeptabler vor Stress und Überforderung auszubrennen als in seiner Arbeit keine Aufgabe und keinen Sinn mehr zu haben.[143]

Gesundheitlich relevant ist es dennoch. Der Psychotherapeut Wolfgang Merkle (Chef der Psychosomatischen Klinik am Frankfurter Hospital) schätzt, dass jährlich etwa 10% der Patienten, die aufgenommen werden, an einer Unterforderung im Job leiden.[144]

Betroffene zeigen eine Kombination aus folgenden Symptomen:

- Müdigkeit
  Gerade weil es zu keiner (gezielten) Forderung tagsüber kommt, fühlt sich der Betroffene auch nach dem Arbeitstag müde, matt, ausgelaugt.
- Gereiztheit

---

[139] Vgl. (Väth, 2011), S. 213.
[140] Vgl. (DPA, 2010).
[141] Vgl. (DPA, 2010).
[142] Vgl. (Rothlin & Werder, 2007), S. 15.
[143] Vgl. (DPA, 2010).
[144] Vgl. (DPA, 2010).

Durch die mangelnde Aufgabe und fehlende Anerkennung durch nicht geforderte Leistung kommt es zu einer permanenten Gereiztheit (siehe Unruhe Stresssystem).

- Lustlosigkeit

  Nach und nach verlieren Betroffene auch die Lust, ihre Freizeit aktiv zu gestalten.[145]

- Introvertiertheit

  Um die (gesellschaftlich anerkannte) Fassade aufrecht zu erhalten, wird der tatsächliche Zustand verschleiert.

Zusammenfassend kann man sagen: Es tritt nach und nach der Zustand einer völligen Leere ein, ohne erkennbare Dauer des Zustands.[146]

Nach salutogenetischer Sicht sind hier gleich mehrere krankmachende Faktoren zu erkennen: fehlende Sinnhaftigkeit und mangelnde Verstehbarkeit. Für die betroffene Person kann dies, je nach vorhandenen Ressourcen, der zielgerichtete Weg in eine Depression sein.

Für Unternehmen sind solche Mitarbeiter finanziell ein Fass ohne Boden und die Auswirkungen auf Kollegen und Kunden tragen absolut nicht zu einem positiven Außenbild bei.[147]

4.2.4 Depression

Die Depression gehört zu den sehr bekannten psychischen Krankheitsbildern. Im Gegensatz zum Burnout-Syndrom findet man sie klassifiziert unter ICD-10-F32, unterteilt in leicht, mittelgradig und schwer.[148]

Per Definition leidet der Patient „unter einer gedrückten Stimmung und einer Verminderung von Antrieb und Aktivität. Die Fähigkeit zu Freude, das Interesse und die Konzentration sind vermindert. Ausgeprägte Müdigkeit kann nach jeder kleinsten Anstrengung auftreten. Der Schlaf ist meist gestört, der Appetit vermindert. Selbstwertgefühl und Selbstvertrauen sind fast immer beeinträchtigt. Sogar bei der

---

[145] Vgl. (Rothlin & Werder, 2007), S. 65.
[146] Vgl. (Rothlin & Werder, 2007), S. 66f.
[147] Vgl. (Rothlin & Werder, 2007), S. 66f.
[148] Vgl. (Krollner & Krollner, www.icd-code.de).

leichten Form kommen Schuldgefühle oder Gedanken über eigene Wertlosigkeit vor. Die gedrückte Stimmung verändert sich von Tag zu Tag wenig, reagiert nicht auf Lebensumstände und kann von sogenannten "somatischen" Symptomen begleitet werden, wie Interessenverlust oder Verlust der Freude, Früherwachen, Morgentief, deutliche psychomotorische Hemmung, Agitiertheit, Appetitverlust, Gewichtsverlust und Libidoverlust. Abhängig von Anzahl und Schwere der Symptome ist eine depressive Episode als leicht, mittelgradig oder schwer zu bezeichnen."[149]

Depression wird als die kommende Volkskrankheit angesehen, laut WHO wird sie nach Krebs und Herz-Kreislauf-Problemen zu den häufigsten Krankheiten zählen.[150] Die steigenden Zahlen müssen aber nicht zwingend auf einen Anstieg der Zahl der Erkrankten hinweisen. Einiges deutet darauf hin, dass eine Enttabuisierung auch dazu führt, dass Menschen sich trauen, über solche Probleme zu sprechen. Laut einer Umfrage aus dem Jahr 2012, durchgeführt vom Fachverband „European Depression Association" (EDA), war jeder fünfte EU-Bürger mindestens einmal in seinem Leben mit der Diagnose Depression konfrontiert, jeder zehnte Arbeitnehmer ist schon einmal wegen Depression zu Hause geblieben, wobei jeder Depressionsschub im Schnitt zu einem Ausfall von 36 Arbeitstagen führt. Oft sind Überforderung und Sorgen um das Bestehenbleiben des Arbeitsplatzes Auslöser für depressive Episoden.[151]

Laut Univ.Prof. Michael Musalek, Leiter des Anton-Proksch-Instituts in Wien, bleiben rund vier Fünftel der Erkrankungen unerkannt. Auch er sieht in dem starken Anstieg in der Anzahl Betroffener eine eher positive Tendenz zur besseren Diagnose und mehr Toleranz gegenüber der Erkrankung.[152]

Depression bringt eine große Gefahr mit sich. Abseits der langdauernden Arbeitsausfälle und möglichen Folgeerkrankungen besteht ein enger Zusammenhang zwischen Depression und Suizid. Im Jahr 2007 gab es doppelt so viele Tote durch Suizid als durch Verkehrsunfälle.[153]

---

[149] (Krollner & Krollner, www.icd-code.de).
[150] Vgl.(Daser).
[151] Vgl. (Teufl, 2012).
[152] Vgl. (Mühlgassner, 2010).
[153] Vgl. (Mühlgassner, 2010).

Es gibt einige Überschneidungen in den Symptombildern der Depression mit denen des Burnout-Syndroms, wie z.B. das Gefühl emotionaler Erschöpfung. Allerdings treten typische Kennzeichen einer Depression wie Schuldgefühle, Selbstwertverlust und Lebensüberdruss unabhängig vom Arbeitskontext auf.[154]

Was aber in einer messbaren Beziehung zueinander steht ist, dass das Auftreten einer Depression durch eine Burnout Erkrankung stark begünstigt wird. Das Risiko verdoppelt sich.[155]

In der Arbeitswelt wird die Erkrankung häufig verborgen, aus Angst vor Arbeitsplatzverlust. Jeder vierte Befragte aus der vorher erwähnten EDA-Umfrage gab an, den Arbeitgeber nicht über seine Erkrankung informiert zu haben (was jene Mitarbeiter noch nicht einschließt, deren Erkrankung noch nicht diagnostiziert ist). Dabei verursacht Depression nicht nur eine bloße Traurigkeit sondern auch Konzentrationsschwäche, Unentschlossenheit und Vergesslichkeit. Attribute, die einen Mitarbeiter nicht unbedingt leistungsfähig machen. Die volkswirtschaftlichen Kosten, die durch die Erkrankung verursacht wurden, wurden für das Jahr 2010 auf etwa 92 Milliarden Euro innerhalb der EU geschätzt.[156]

4.2.5 Psychosomatische Erkrankungen

Grundsätzlich kann man Krankheiten bzw. deren Ursache in psychisch (geistig-seelisch) und somatisch (körperlich) unterteilen. Gerade in der westlichen medizinischen Auffassung war diese Aufteilung lange Zeit sehr strikt gegeben. Nicht zuletzt auch durch die Neurobiologie wird das Bewusstsein über die Wechselwirkung zwischen Körper und Geist immer valider.[157]

Die Österreichische Gesellschaft zur Psychosomatik und Psychotherapeutischen Medizin bekennt sich zur folgender Definition:

„Mit dem klinischen Fachgebiet Psychosomatische Medizin wird eine Spezialdisziplin benannt, die sich wissenschaftlich und in ihrem Versorgungsauftrag mit jenen Krankheitsbildern befasst, bei denen es für eine erfolgreiche Behandlung von

---

[154] Vgl. (Bauer, Arbeit , 2013), S. 108f.
[155] Vgl. (Bauer, Arbeit , 2013), S. 109.
[156] Vgl. (Kurier, 2012).
[157] Vgl. (Keck, 2012), S. 1.

zentraler Bedeutung ist, Genese und Aufrechterhaltung der Symptomatik unter bio-psycho-sozialen, kulturellen und ökologischen Zusammenhängen und Wechselwirkungen zu begreifen. Die subjektive, individuell erlebte Lebenswelt der betroffenen Menschen, ihre körperlich-leiblichen Beschwerden und soziale Einbindung werden als beeinflussbare Prozesse komplexer dynamischer Systeme erkannt.

Psychosomatische Medizin berücksichtigt die subjektive und objektive Seite von Gesundsein und Kranksein sowie das Beziehungserleben und Beziehungsgestalten des Menschen über seine gesamte Lebensspanne hin und ist damit für die Förderung der Selbstheilung relevant. Psychosomatische Medizin ist sowohl fachspezifisch als auch fächerübergreifend angelegt. Auf der Basis psychosomatischer Haltung werden Differentialdiagnosen und Therapiepläne erstellt. Psychosomatische Medizin umfasst Gesundheitsförderung, Prävention, kurative und rehabilitative Medizin."[158]

Der Vergleich zum salutogenetischem Modell ist durchaus gegeben.

Wenn man die Wirkungen der früher angeführten Botenstoffe in Betracht zieht (und hier findet sich nur eine sehr kleine, exemplarische Auswahl), ist es nicht von der Hand zu weisen, welchen Einfluss psychische Vorgänge auf den Körper haben.

„Das Gehirn verwandelt Psychologie in Biologie".[159]

Zu den psychosomatischen Behandlungsgebieten neben Depressionen, Angstzuständen und Schmerzen zählen, unter anderem folgende Krankheitsbilder:

- Herz-Kreislauf Erkrankungen
- Diabetis
- Asthma
- Magengeschwür
- Nichtorganische Schlafstörungen
- Tinnitus/Schwindel
- Krankheiten des Muskel- und Skelettsystems (Gelenk- und Gliederschmerzen, Nacken-und Schulterschmerzen, Spannungskopfschmerz,..)

---

[158] (ÖGPPM, 2013).
[159] (Bauer, Prinzip Menschlichkeit, 2008), S. 219.

- Chronic Fatigue Syndrom (Chronisches Erschöpfungssyndrom)
- Essstörungen[160]

Bei der Betrachtung der angeführten Krankheiten wird im Zusammenhang mit den im zweiten Teil der Arbeit angeführten arbeitsbezogenen Erkrankungen klar, dass sich hier starke Überschneidungen ergeben. Als Beispiel sei hier der Zusammenhang von Stress und Muskel-Skelett-Beschwerden genannt („European Work Condition Survey", Eurofound, 2007).[161]

Angaben zu Stress	Rückenschmerzen	Muskelschmerzen
Kein Stress	11,2	9,1
Stress	71,1	68,4
Total	25,6	23,8
* Angaben in %		

Abbildung 11: Rücken- und Muskelschmerzen in Abhängigkeit von berichtetem Stress für 2005[162]

Muskel- und Skelettbeschwerden bilden in Europa die am häufigst genannte arbeitsbedingte Erkrankung.[163]

Herz-Kreislauf Erkrankungen gehören zu den häufigsten Erkrankungen und Todesursachen in den Industrienationen.[164] Die durch anhaltenden Stress auch dauernd erhöhte Konzentration von Adrenalin und Cortisol schlägt sich besonders auf Herz und Kreislauf. Von erhöhten Blutfetten (auch begünstigt durch eine, gerade in Stresssituationen, einseitige fett- und zuckerhaltige Ernährung), Arteriosklerose, Bluthochdruck bis hin zum Schlaganfall und Herzinfarkt.[165]

Bei Beeinflussung des vegetativen Nervensystems, wie es unter Stress der Fall ist, werden aber auch der Magen, das Immunsystem und die Muskeln (Verspannungen) in Mitleidenschaft gezogen.[166]

---

[160] Vgl. (Leitner, Pfeiffer, Fazekas, & Koschier, 2013), S. 23.
[161] Vgl. (Ulich & Wülser, 2012), S. 8.
[162] Quelle: (Ulich & Wülser, 2012), S. 8.
[163] Vgl. (Ulich & Wülser, 2012), S. 9.
[164] Vgl. (Deutsches Bundesministerium für Bildung und Forschung, 2014).
[165] Vgl. (Deutsche Krankenversicherung, 2011).
[166] Vgl. (Deutsche Krankenversicherung, 2011).

Wichtig ist hier wieder den Bezug zu sehen, dass Stress individuell unterschiedlich wahrgenommen wird und das Arbeitsumfeld einen maßgeblichen Teil dazu beiträgt ob er positiv verarbeitet werden kann.

So kann aber auch eine anhaltende, belastende zwischenmenschliche Situation zur Verminderung der Ausschüttung von körpereignen Opioiden und in der Folge zu chronischen Schmerzen führen.[167]

Belastende, zwischenmenschliche Situationen und Konflikte sind gerade am Arbeitsplatz keine Seltenheit und deren Bewältigbarkeit bzw. Lösbarkeit hängt häufig mit dem Führungsstil zusammen.

4.2.6 Suchterkrankungen

Etwa 10% aller Beschäftigten gelten als suchtabhängig. Es gilt durchaus als anerkannt, dass Stress, Konflikte, unklare soziale Beziehungen, schlechtes Führungsverhalten und Unter- oder Überforderung suchtfördernde Bedingungen in einem Unternehmen darstellen.[168]
Mitarbeiter die eine Suchtproblematik aufweisen verursachen ihrem Arbeitgeber etwa 1,25% bis 2,5% höhere Lohn- und Gehaltskosten. Alkoholkranke sind etwa dreimal häufiger krank und fehlen um 16 mal öfter als andere Mitarbeiter.[169]

Auch nicht zu vernachlässigen ist der oft totgeschwiegene Faktor des Dopings, der besonders im Management seinen Eingang gefunden hat. Immer höhere Anforderungen und längere Arbeitszeiten lassen nicht nur zu illegalen Aufputschmitteln wie Kokain greifen, sondern auch zu legalen Psychostimulantien wie Ritalin, Beruhigungs- und Schlafmitteln.[170]
Auf diese beiden Suchtproblematiken wird folgend näher eingegangen.

Doping wird meist nur in Verbindung mit Leistungssport gesehen. Laut Definition des Europarates bedeutet Doping „(..)*die Verabreichung oder der Gebrauch*

---

[167] Vgl. (Bauer, Prinzip Menschlichkeit, 2008), S. 220f.
[168] Vgl. (Giesert, Danigel, & Reuter, 2012), S. 9.
[169] Vgl. (Giesert, Danigel, & Reuter, 2012), S. 177.
[170] Vgl. (Kaufmann, 2012).

körperfremder Substanzen in jeder Form und physiologischer Substanzen in abnormaler Form oder auf abnormalem Weg an gesunde Personen mit dem einzigen Ziel der künstlichen und unfairen Steigerung der Leistung für den Wettkampf(..) "[171]

Da der Wettkampf am Arbeitsmarkt mitunter schon mit allen Mitteln geführt wird, wundert es nicht, dass das Doping auch hier Einzug hält. Abgesehen von den illegalen Substanzen, stammen die meisten Dopingmittel aus dem Psychopharmaka Bereich.[172]

Dazu zählen der Angsthemmer Xanax (Wirkstoff Alprazolam), das Antidepressivum Prozac (Wirkstoff Fluoxitin) sowie Ritalin (Wirkstoff Methylphenidat) das eigentlich zur Behandlung von ADHS bei Kindern entwickelt wurde und bei Erwachsenen zu einer starken Konzentrationssteigerung führt.[173]

Laut Gesundheitsreport der DAK gaben 5% der 3000 befragten Arbeitnehmer an, sich zu dopen. 20% gaben an, dass ihnen Medikamente ohne Therapienotwendigkeit empfohlen wurden.[174]

Fünf Prozent stellen noch keine besorgniserregende Zahl dar, aber Tabletten haben ein wesentlich besseres „Image" als z.B. Alkohol. Und es ist bei Weitem ein edleres Motiv, seine Leistung steigern zu wollen, fit zu sein und zu bleiben, als sich zu betrinken. Die Beschaffung erfolgt entweder über Bekannte oder sehr bequem über das Internet[175] [Es benötigt bei einer Google-Suche etwa 4 Klicks um Ritalin rezeptfrei bestellen zu können, Anm. d. Autorin].

Die regelmässige Einnahme solcher Medikamente bleibt nicht ohne Nebenwirkungen. Zum Einen führt sie zumeist in eine Abhängigkeit[176] was eine langwierige Therapie nach sich zieht, zum Anderen kommen stoffinduzierte Nebenwirkungen zum Tragen wie etwa Verlust der Kreativität, soziale Apathie und Emotionslosigkeit bei Ritalin.[177]

---

[171] (Deutsche Sporthochschule Köln Institut für Biochemie).
[172] Vgl. (Grabitz, 2008).
[173] Exemplarische Beispiele die anhand verschiedener Artikel zu diesem Thema durch die Autorin zusammengefasst wurden. z.B. Vgl. (Szentpétery, 2008), Stöver Heino in (Giesert, Danigel, & Reuter, 2012), S. 15ff.
[174] Vgl. Stöver Heino in (Giesert, Danigel, & Reuter, 2012), S. 15.
[175] Vgl. Stöver Heino in (Giesert, Danigel, & Reuter, 2012), S. 16.
[176] Vgl. Stöver Heino in (Giesert, Danigel, & Reuter, 2012), S. 19.
[177] Vgl. (Bust-Bartels, 2013).

Das in der Gesellschaft sicherlich am meisten tolerierte Suchtmittel (selbst Zigaretten besitzen mittlerweile ein höheres Stigma), stellt im Konsum nicht nur ein individuelles sondern auch gesellschaftliches Problem dar.[178]

Alkohol ist eine Kulturdroge. Ob abends zum Abschalten beim „Feierabendtrunk", zur Feier des Tages, zu Firmenfeiern etc. es findet sich eine passenden Situation zur Konsumation. Alkohol wirkt beruhigend und anregend zugleich, er hebt die Stimmung und fördert die Kommunikation. Alkohol zu konsumieren ist „normal".[179]

Laut ICD-10 Kriterien spricht man von einer Alkoholabhängigkeit wenn:

- „Ein starker Wunsch oder eine Art Zwang, Alkohol zu konsumieren;
- verminderte Kontrollfähigkeit bezüglich des Beginns, der Beendigung und der Menge des Konsums;
- Nachweis einer Toleranzentwicklung;
- Körperliches Abstinenzsyndrom;
- Fortschreitende Vernachlässigung anderer Interessen zugunsten des Alkoholkonsums;
- Anhaltender Alkoholkonsum trotz Nachweis eindeutiger, schädlicher Folgen, was dem Konsumenten offensichtlich klar ist."[180]

vorliegt.

Geschätzt sind 340.000 Österreicher alkoholkrank, etwa jeder vierte konsumiert Alkohol in einem gesundheitsgefährdenden Ausmaß. Die problematischste Gruppe stellen dabei die 30-39 jährigen da.

Der Alkoholabbau erfolgt in der Leber unmittelbar ab dem Zeitpunkt der ersten Zufuhr, er beträgt zwischen 0,1 und 0,15 Promille beim Mann und 0,085 und 0,1 Promille bei der Frau. Der Abbau ist ein langsamer Prozess, es ist also von einer

---

[178] Vgl. Schnabl Peter-Ernst in (Badura, Walter, & Hehlmann, 2010), S. 401.
[179] Vgl. (Keil, Kraushaar, Kulhanek, & Wilkening, 1996), S. 19f.
[180] Vgl. Musalek Michael, Mader Roland in (Giesert, Danigel, & Reuter, 2012), S. 24.

Leistungsbeeinträchtigung noch am Tag nach der Konsumation (mengenabhängig) auszugehen.[181]

In Deutschland geht man - je nach Definition - von ca drei bis vier Millionen Berufstätigen mit Alkoholproblem aus. Der sich daraus ergebende volkswirtschaftliche Schaden direkt (Arbeitsunfälle, Versorgung) und indirekt (Arbeitsplatzverlust, chronische Folgeerkrankungen, etc.) wird mit etwa fünf Milliarden Euro beziffert.[182]

„Die durch Alkohol verursachte Hirnschädigung und die damit verbundene Wesensänderung führen zu einer Verlangsamung des Psychomotorik und des Denkvermögens, zu einem Mangel an Konzentrationsvermögen, zu einem Nachlassen der sensorischen und motorischen Funktionen. Ferner kommt es zu einer Reduktion der Initiative und der Aktivität und zu weiteren Persönlichkeitsveränderungen wie Unzuverlässigkeit, mangelnde Sorgfalt, Gleichgültigkeit, Gereiztheit und depressive Verstimmung. Andererseits wirken sie vielfach (in ihrem Bemühen nicht „aufzufallen" und das teilweise selbst begangene Fehlverhalten zu kompensieren) oft „überangepasst".

Die Einengung des Interessenshorizonts auf den Alkohol führt zu einer Ablenkung von der beruflichen Tätigkeit und einer Verschlechterung der Identifikation mit dem Beruf.

Damit ist eine vermehrte Unfallhäufigkeit und ein vermehrtes unentschuldigtes Fernbleiben von der Arbeit verbunden. Die Folgen für den Betrieb sind eine Verlangsamung des Arbeitstempos, ein hoher Verschleiß an Werkzeugen und Material, eine Verminderung der Produktion in quantitativer und qualitativer Hinsicht. Schließlich sind auch noch die erheblichen zwischenmenschlichen Spannungen zu bedenken, die infolge des geschilderten Fehlverhaltens im Betrieb entstehen."[183]

Schwer zu beziffern sind die Folgeerkrankungen durch Alkohol, was häufig zu längeren Krankenständen und Frühberentung führt.

Regelmässiger Alkoholmissbrauch führt u.a. zu Schäden an der Leber, der Magenschleimhaut, der Bauchspeicheldrüse und des Herzens. Bei vielen

---

[181] Vgl. (Keil, Kraushaar, Kulhanek, & Wilkening, 1996), S. 37.
[182] Vgl. Schnabl Peter-Ernst in (Badura, Walter, & Hehlmann, 2010), S. 403.
[183] (Soyka, 2001).

Alkoholikern nimmt die Infektanfälligkeit durch ein stark geschwächtes Immunsystem stark zu.[184]

Suchtverhalten entwickelt sich meist aus drei Motiven: sich zu entspannen, um mit Stress zurechtzukommen und/oder um der Realität zu entfliehen.[185]

Der Umgang mit Suchtproblematiken gerade im Rahmen des betrieblichen Gesundheitsmanagements ist kein einfacher. Auch hier liegt die Konzentration wieder stark auf den möglichen verursachenden Faktoren wie psychische Über- und Fehlbelastung.[186]

---

[184] Vgl. (alkoholsucht.eu, 2008).
[185] Vgl. (Gerrig & Zimbardo, 2008), S. 183.
[186] Vgl. Klemens Luise in (Giesert, Danigel, & Reuter, 2012), S. 68.

5 Psychosoziales Gesundheitsmanagement in der Praxis

5.1 Einflussfaktoren auf die psychosoziale Gesundheit

5.1.1 Belastung – Beanspruchung – Erholung

Wie im vorherigen Kapitel dargestellt, macht es einen großen Unterschied, ab wann ein Mensch Stress empfindet, welche Qualität dieser für ihn hat und wie er damit umgeht. Die biologischen Auswirkungen bleiben jedoch unverändert für jeden Menschen gleich.

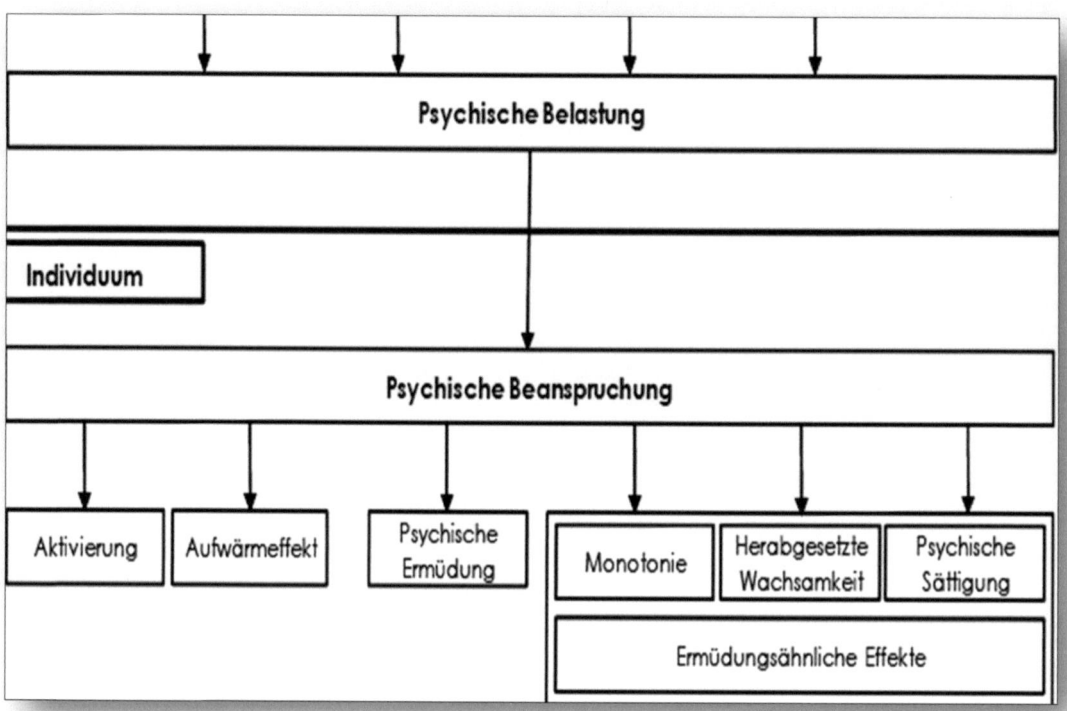

Abbildung 12: Psychische Belastung und Beanspruchung[187]

Nach der DIN EN ISO 10075-1 (2001) definiert sich psychische Belastung als „Die Gesamtheit aller erfassbaren Einflüsse, die von außen auf den Menschen zu kommen und psychisch auf ihn einwirken."[188]

Psychische Beanspruchung wird hier als „Die unmittelbare (nicht die langfristige) Auswirkung psychischer Belastung am Individuum in Abhängigkeit von seinem

---

[187] Quelle: (Leoni, Österreichisches Institut für Wirtschaftsforschung, 2012), S.60.
[188] (Ulich & Wülser, 2012), S. 56. als auch vgl. (Oppolzer, 2010), S. 104.

56

jeweiligen überdauernden und augenblicklichen Voraussetzungen, einschließlich der individuellen Bewältigungsstrategien." definiert.[189]

Belastungen müssen also genauso wenig wie Stress per se negativ sein. Im Gegenteil: Herausforderungen sind für die Motivation und die Leistungsfähigkeit förderlich.[190]

Folgende Grafik zeigt verschiedene Formen von negativen Belastungen.

Quelle	Beispiele
Physikalische Umgebung	– Lärm – Staub – Hitze – Schmutz – Chemische Stoffe
Arbeitsaufgabe und Arbeitsorganisation	– Quantitative und/oder qualitative Unterforderung – Quantitative und/oder qualitative Überforderung – Regulationsbehinderungen
Rolle	– Rollenkonflikte – Rollenambiguität
Zeitliche Dimension	– Nacht- und Schichtarbeit – Lange Arbeitszeiten – Arbeit auf Abruf
Soziales Umfeld	– Unfairness – Belastendes Vorgesetztenverhalten – Soziale Konflikte – Mobbing
Gesamtbalance von Einsatz und Ertrag	– Mangelnde Reziprozität – Gratifikationskrisen
Kunden- und Klientenkontakt	– Emotionale Dissonanz – Umgang mit schwierigen Kunden und Klienten
Verhältnis zwischen der Erwerbsarbeit und anderen Lebensbereichen	– „Work Life Conflict"

Abbildung 13: Belastungen in Organisationen[191]

Die Abbildung lässt denn Schluss zu, dass Belastungen nach Berufsfeld und den damit einhergehenden Anforderungen variieren. Wichtig ist jedoch hier zu unterscheiden, was als „Berufskrankheit", verursacht durch spezifische Belastungen wie z.B. Lärm, einseitige körperliche Belastung o.ä. eingestuft wird und somit mehr in

---

[189] (Ulich & Wülser, 2012), S. 56. als auch vgl. (Oppolzer, 2010), S. 104.
[190] Vgl. Locke&Latham in (Ulich & Wülser, 2012), S. 65.
[191] Quelle: (Ulich & Wülser, 2012), S. 67.

den Arbeitsschutzbereich fällt, oder aber als arbeitsbedingte Erkrankung gilt, wie etwa koronare Herzerkrankungen, deren Ursachen multifaktoriell bedingt sind.[192]

Die Auswirkung der modernen Arbeitsanforderungen und den damit verbundenen Belastungen und Beanspruchungen auf die Psyche sind bisher nur in Ansätzen untersucht, da die traditionell verwendeten Maßstäbe und Instrumente auf diese nicht ausgerichtet sind. Die heutige und zukünftige Arbeitswelt ist flexibler, komplexer, zeit- und ortsungebunden. Es gibt neue Beschäftigungsformen, die Beschäftigungs-verhältnisse wechseln häufiger und durch die zunehmende Kundenorientierung der Dienstleistungsgesellschaft steigen auch die Anforderungen im sozialen Bereich.[193]

Neue Arbeitsformen, die auch in die Freizeitgestaltung ausstrahlen (durch Heimarbeit, Smartphone, etc.) erfordern auch einen neuen Zugang des BGM.[194]

Trotz aller individueller Unterschiede lassen sich doch bestimmte Belastungen mit großer Häufigkeit als stressauslösend bei der Arbeit identifizieren.

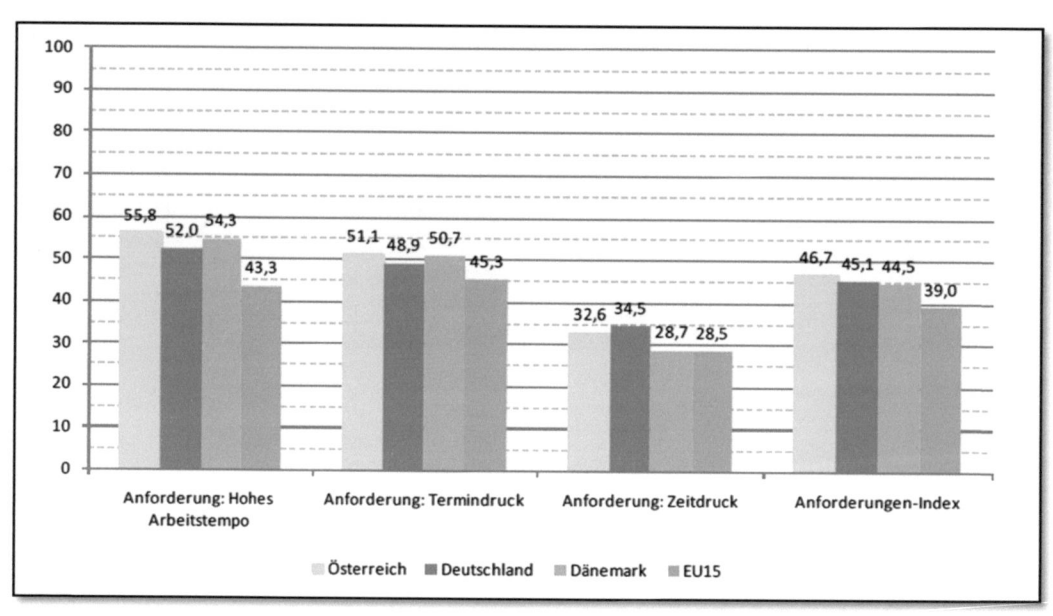

Abbildung 14: Indikatoren zu den psychischen Anforderungen unselbstständig Beschäftigter zwischen 15 und 64 Jahren (%)[195]

Laut dem deutschen Stressreport 2012 gehören zu den häufigsten Belastungen: Multitasking 58%, starker Termin- und Leistungsdruck 52%, Monotonie 50%,

---

[192] Vgl. (Oppolzer, 2010), S. 105.
[193] Vgl. R. Wieland in (Badura, Litsch, & Vetter, Fehlzeiten-Report 2000, 2001), S. 34.
[194] Vgl. R. Wieland in (Badura, Litsch, & Vetter, Fehlzeiten-Report 2000, 2001), S.35.
[195] Quelle: (Biffl, Faustmann, Gabriel, Leoni, Mayrhuber, & Rückert, 2012), S.31.

Störungen und Unterbrechungen bei der Arbeit 44%, sehr schnelles Arbeitstempo 39%, wiederkehrende Konfrontation mit neuen Aufgaben 39%.[196]

Geschlechtsspezifische Unterschiede gibt es hier kaum zu beobachten. Tendenziell kann man feststellen, dass Frauen sich eher durch Überstunden belastet fühlen als Männer, was sicherlich auch durch die nach wie vor herrschende Doppelbelastung mit vermehrter Hausarbeit korreliert. Fehlende Kontrollmöglichkeiten sowie das Arbeiten an der Leistungsgrenze wird von Frauen und Männern gleichermaßen belastend empfunden.[197]

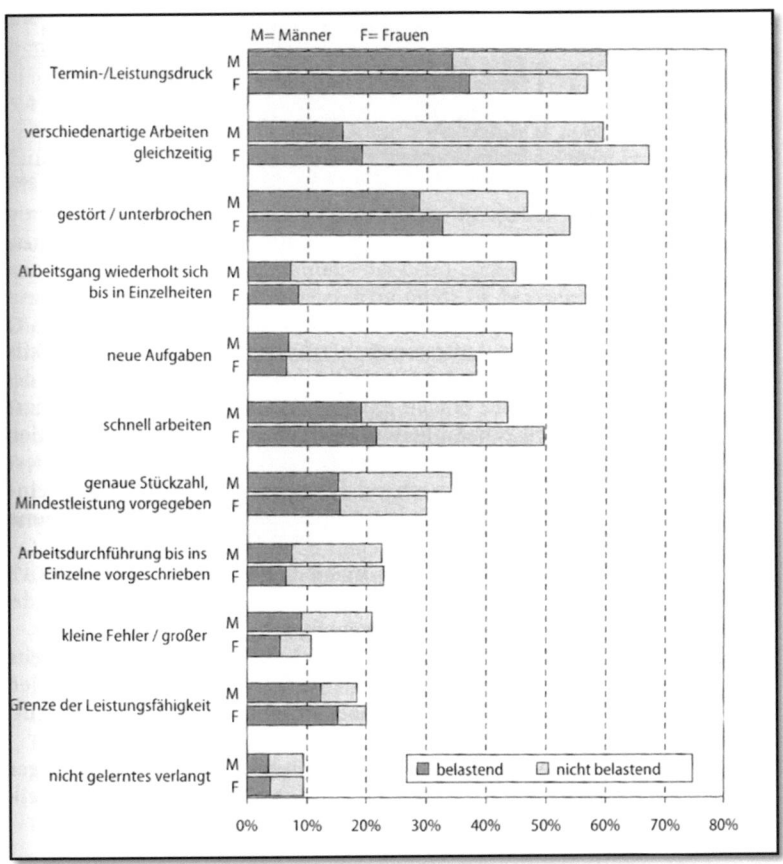

Abbildung 15: Belastungsgründe[198]

In der Altersgruppe zwischen 30 und 45 Jahren investieren Frauen 20 - 25 Stunden mehr Zeit als Männer in Haushalt und Familie.[199]

---

[196] Vgl. (Lohmann-Haislah, 2012) als auch (Bauer, Arbeit , 2013), S. 78f.

[197] Vgl. B.Beermann; F.Brenscheidt; A.Siefer in (Badura, Schröder, & Vetter, Fehlzeiten-Report 2007, 2008), S. 81.

[198] Quelle: (Badura, Schröder, & Vetter, Fehlzeiten-Report 2007, 2008), S.79.

[199] Vgl. B.Beermann; F.Brenscheidt; A.Siefer in (Badura, Schröder, & Vetter, Fehlzeiten-

Durch die geringe Möglichkeit an flexiblen Arbeitszeiten wählen viele Frauen die Teilzeitbeschäftigung. 51,4% geben an, dies nur aufgrund familiärer/persönlicher Verpflichtungen zu tun.[200]

Gerade in Bezug auf Vereinbarkeit von Beruf und Familie könnten verhältnisorientierte Maßnahmen in Hinblick auf eine Arbeitszeitflexibilisierung ein großer Hebel zur Steigerung der psychischen Gesundheit und subjektiv wahrgenommenen Belastung sein.

Was inwieweit als negative Belastung und Stress aufgefasst wird, hängt wiederum sehr stark mit den persönlichen Ressourcen zusammen. Dazu gehören unter anderem, wie auch in Antonovskys Modell zeigt, sich als Teil einer Gemeinschaft zu fühlen, Unterstützung von Kollegen und Vorgesetzen, sinnvolle Tätigkeit, der Erhalt von Anerkennung, die Möglichkeit auf seine Arbeit stolz zu sein und ein existenzsicherndes Einkommen.[201]

Wenn man diese Punkte nun sieht und mit den neurobiologischen Grundlagen des Vorkapitels vergleicht, ergibt sich daraus ein nicht abstreitbarer Sinn. Und diese Punkte „kosten" einem Unternehmen im Grunde nichts. Außer ein Umdenken und möglicherweise eine Veränderung in der Struktur.

Ein wichtiger Punkt zur Gesunderhaltung stellt in jedem Fall die Erholung dar. Aufgrund psychischer Ermüdung sinkt die Leitungsfähigkeit sowie die Qualität der Arbeit, die Fehlerhäufigkeit hingegen nimmt zu.[202]

Erholung klingt im ersten Moment als etwas sehr Simples. Wirkliche Erholungsfähigkeit kommt den meisten Menschen zusehends abhanden. Es kommt zu Distanzierungsproblemen von der Beanspruchung, zu Regenerationsproblemen (wenn sich z.B. auch nach einem Kurzurlaub oder verlängertem Wochenende keine Erholung mehr einstellt) und auch zu Orientierungsproblemen von der Erholung wieder auf die Beanspruchung umzuschalten.[203]

---

[200] Report 2007, 2008), S. 71f. Vgl. B.Beermann; F.Brenscheidt; A.Siefer in (Badura, Schröder, & Vetter, Fehlzeiten-Report 2007, 2008), S. 72.
[201] Vgl. Jörg Bungart in (Faller, 2012), S. 237. als auch (Lohmann-Haislah, 2012).
[202] Vgl. (Oppolzer, 2010), S. 114.
[203] Vgl. (Steffgen, 2004), S. 206f.

Die Folgen sind dann Übermüdung, Übersättigung, Überanstrengung und Dauerstress.[204]

Durch die schon bekannten Abfolgen sind gesundheitliche Beeinträchtigungen hier nur eine Frage der Zeit.

Zur Erholungsfähigkeit beitragen kann auf organisatorischer Ebene ein gutes Kurzpausenmanagement, wobei der Erholungswert von Pausen von der Häufigkeit, Dauer und zeitlichen Verteilung abhängt. Der höchste Erholungseffekt ist am Beginn von Pausen zu verzeichnen und nimmt mit der Dauer ab.[205]

Die in den letzten Jahren oft propagierte Work-Life-Balance spielt hier auch eine Rolle. Die sozialen Lebensumstände außerhalb der Arbeit strahlen ebenso in die Arbeit hinein wie umgekehrt. Gerade die Vereinbarkeit von Beruf und Familie schafft ein großes Belastungspotential. Es gibt eine Reihe von Möglichkeiten wie ein Unternehmen organisatorisch flexibel auf die Lebensumstände der Mitarbeiter eingehen kann.[206]

Erwerbsleben	Schnittstelle Erwerbs- und Privatleben	Privatleben
a. Maßnahmen und Angebote auf der Verhältnisebene		
Arbeits- und Organisations-gestaltung	Individualisierte Arbeitszeit und flexibler Arbeitsort	Betreuungs- und andere Unterstützungsangebote
Beispiele: - Job Enlargement - Job Enrichment - Rollenklärung - teilautonome Teams - Gleichstellung - Pausenregelung	Beispiele: - flexible Arbeitszeitmodelle - Teilzeitmodelle - Job-Sharing - Lebensarbeitszeitmodelle - Sabbatical - Familien-/Kinderpausen - Auszeiten für Angehörigenpflege - Telearbeit - Mobiler Arbeitsplatz	Beispiele: - Betriebskindergarten - Tagesmütter - Ferien- und Notfallbetreuung - Sozialberatung - Concierge-Dienste - Mobilitätsunterstützung
b. Maßnahmen und Angebote auf der Verhaltensebene		
Weiterbildung/Coaching	Weiterbildung/Coaching	Weiterbildung/Coaching
Beispiele: - berufliche - soziale - emotionale Kompetenzentwicklung	Beispiele: - WLB-Gestaltung - Boundary Management - Selbstmanagement - Stressmanagement	Beispiele: - Gesundheitsverhalten - Life-Style-Management

Abbildung 16: Betriebliche Maßnahmen zur Förderung der Work-Life-Balance[207]

---

[204] Vgl. (Steffgen, 2004), S. 207.
[205] Vgl. (Ulich & Wülser, 2012), S. 105.
[206] Vgl. Hämig&Bauer in (Faller, 2012), S. 245f.
[207] Quelle: (Faller, 2012), S. 251.

Nichtsdestotrotz liegt hier auch eine große Eigenverantwortung vor, Pausen einzulegen und auch sinnvoll zu nutzen sowie seine Freizeit für sich selbst erholsam zu gestalten.

5.1.2 Gesunde Führung und Unternehmenskultur

Als Unternehmenskultur wird die „Grundgesamtheit gemeinsamer Wert, Normen und Einstellungen, welche die Entscheidungen, die Handlungen und das Verhalten der Organisationsmitglieder prägen." verstanden.[208]

Schon alleine durch diese Definition wird klar, dass das Gesundheitsmanagement in der Unternehmenskultur verankert werden muss, um zu einer systemweiten Veränderung zu führen. Sie beeinflusst nicht nur die Auswahl der Mitarbeiter und Führungskräfte, sondern auch wie geführt wird, welche gesundheitsbezogenen Maßnahmen getroffen werden und wie die Prozesse organisiert und umgesetzt werden.[209]

Die Unternehmenskultur entscheidet über den Umgang miteinander, wie mit Belastungen, Krankheiten, und Druck umgegangen wird, sie beeinflusst den Umgang mit Fehlern und auch wie das Konkurrenz- und Leistungsverhalten gelebt wird. Gerade Führungskräfte auf unteren Hierarchieebenen fällt es leichter, „fürsorglich" mit ihren Mitarbeitern umzugehen oder sich auch einmal schützend vor sie zu stellen wenn diese Haltung honoriert und gestützt wird.[210]

Mittlerweile spricht man auch schon von „Organisationspathologien", kranken und ausgebrannten Organisationen. Die Ursachen finden sich häufig in Entscheidungsschwächen, konfliktbeladenen Beziehungen in Teams, Mängel in der Unternehmenskultur (wie das fehlen gemeinsamer Werte, mangelhaft definierte Arbeitsaufgaben, chronische Überforderung etc.), mangelhafte Qualifikation z.B. in der sozialen Kompetenz.[211]

---

[208] (Lies, 2008).
[209] Vgl. Bamberg zitiert nach Ducki & Felfe in (Badura, Antje, Schröder, Macco, & Klose, 2011).
[210] Vgl. Ducki & Felfe in (Badura, Antje, Schröder, Macco, & Klose, 2011), S. xf.
[211] Vgl. (Badura, Walter, & Hehlmann, Betriebliche Gesundheitspolitik - Der Weg zur gesunden Organisation, 2010), S. 48f. als auch (Lohmer, Sprenger, & von Wahlert, 2012), S. 94.

Gerade der direkte Vorgesetzte spielt direkt und indirekt durch seine Vorbildfunktion und den Umgang mit „seinen" Mitarbeitern eine große Rolle in deren Gesundheitsverhalten.[212]

Das wissenschaftliche Interesse am Zusammenhang zwischen Führungsverhalten und Gesundheit ist deutlich gestiegen. Studienergebnisse zeigen, dass positives Führungsverhalten wie soziale Unterstützung und Beteiligung als auch positive Führungsstile wie transformationale Führung in Zusammenhang mit besserer Gesundheit, weniger Stresserleben und gesundheitlichen Beschwerden stehen. Dies führt zum Konzept des Health-oriented Leadership.[213]

Die Korrelation zwischen positiven sozialen Beziehungen und Gesundheit bzw. auch der Fähigkeit zu lernen wurde im Verlauf der Arbeit schon klar dargestellt.

Das Konzept des Health-oriented Leadership beinhaltet vier Komponenten: gesundheitsorientiertes Führungsverhalten, gesundheitsbezogene Achtsamkeit, gesundheitsbezogene Selbstwirksamkeit und Gesundheitsvalenz (gesundheitsbezogene Einstellungen und Wertorientierung). Diese beziehen sich sowohl auf die Selbstführung als auch auf die Führung der Mitarbeiter.[214]

| | Selbstführung Führungskraft | Mitarbeiterführung | |
	Umgang der Führungskraft mit der eigenen Gesundheit	Selbsteinschätzung durch die Führungskraft	Fremdeinschätzung durch die Mitarbeiter
Gesundheitsbezogene Achtsamkeit	Ich merke sofort, wenn mit mir gesundheitlich etwas nicht stimmt.	Ich merke sofort, wenn mit meinen Mitarbeitern gesundheitlich etwas nicht stimmt.	Mein Vorgesetzter merkt sofort, wenn mit mir gesundheitlich etwas nicht stimmt.
Gesundheitsvalenz	Es ist mir wichtig, die gesundheitlichen Belastungen an meinem Arbeitsplatz zu mindern und Risiken abzubauen.	Es ist mir wichtig, die gesundheitlichen Belastungen an den Arbeitsplätzen meiner Mitarbeiter zu mindern und Risiken abzubauen.	Es ist meinem Vorgesetzten wichtig, die gesundheitlichen Belastungen an meinem Arbeitsplatz zu mindern und Risiken abzubauen.
Gesundheitsbezogene Selbstwirksamkeit	Ich weiß, wie ich übermäßiger Belastung vorbeugen kann.	Meine Mitarbeiter wissen, wie sie übermäßiger Belastung vorbeugen können.	
Gesundheitsverhalten	Ich versuche, meine Belastungen zu reduzieren, indem ich die eigene Arbeitsweise optimiere (z. B. Prioritäten setzen, für ungestörtes Arbeiten sorgen, Tagesplanung).	Ich sorge durch Verbesserungen im Bereich Arbeitsorganisation dafür, dass die Belastungen meiner Mitarbeiter reduziert werden (z. B. Prioritäten setzen, für ungestörtes Arbeiten sorgen, Tagesplanung).	Mein Vorgesetzter sorgt durch Verbesserungen im Bereich Arbeitsorganisation dafür, dass meine Belastungen reduziert werden (z. B. Prioritäten setzen, für ungestörtes Arbeiten sorgen, Tagesplanung).

Fehlzeiten-Report 2011

Abbildung 17: Aufbau und Beispielaussagen des Instruments Health-oriented Leadership[215]

[212] Vgl. (Lohmer, Sprenger, & von Wahlert, 2012), S. 95f. als auch Franke & Felfe in (Badura, Antje, Schröder, Macco, & Klose, 2011), S. 4f.
[213] Vgl. Franke & Felfe in (Badura, Antje, Schröder, Macco, & Klose, 2011), S. 4f.
[214] Vgl. Franke & Felfe in (Badura, Antje, Schröder, Macco, & Klose, 2011), S. 5.
[215] Quelle: (Badura, Antje, Schröder, Macco, & Klose, 2011), S. 8.

Der gesundheitsspezifischen Vorbildfunktion der Führungskraft wurde bisher wenig Beachtung geschenkt. Frank und Felfe bedienen sich hier eines naheliegenden Vergleiches aus dem Sport:

Studien zeigen, dass Athleten durch Verhaltensänderungen ihrer Trainer stark beeinflusst werden, bis hin zur „Übernahme" von Burnout. Weiters konnte in anderen Arbeit darauf hingewiesen werden, dass die regelmässige Teilnahme von Managern an psychosozialen Trainings zu einer verringerten Cortisolkonzentration bei ihren Mitarbeitern führt.[216]

Für gesundheitsorientiertes Führen findet sich kein Patentrezept, wie nirgendwo im Umgang mit Menschen. Verschiedene Mitarbeiter haben unterschiedliche Ansprüche an das Führungsverhalten. Soziale Kompetenz wirkt sich in jedem Fall positiv auf die Zufriedenheit der Mitarbeiter aus, ebenso auf die Offenheit gegenüber dem Vorgesetzten.

Als sozial kompetent wird allerdings derjenige wahrgenommen, der am besten in die Vorstellung des Mitarbeiters passt. Was allgemein positiv aufgefasst wird, ist die praktische Umsetzung ethischer Normen wie Ehrlichkeit, Verbindlichkeit und Fairness. Dies führt zu einer höheren Mitarbeiterzufriedenheit und Fairness.[217]

Sozial kompetentes Führungsverhalten beinhaltet eine gewisse Motivorientierung. Die Grundidee dazu ist, dass psychisches Wohlbefinden sich darauf begründet, dass wesentliche psychische Motive eines Menschen erfüllt und in alltäglichen Handlungen realisiert werden können. Es liegen unterschiedliche Vorschläge zu diesen Grundideen vor, über die folgenden vier besteht Einigkeit: Bindung, Leistung, Kontrolle, Selbstwertschutz.

Diese finden sich in unterschiedlicher Ausprägung in jedem Menschen. Die Verletzung dieser Motive hat destruktive Auswirkungen auf den Mitarbeiter und beeinträchtigt somit auch seine psychische Gesundheit. Im Gegenzug führt die Erfüllung der Motive zu Wohlbefinden, was sich in besserer Leistung, höherer Stressresistenz und Bindung an die Organisation niederschlägt.[218]

---

[216] Vgl. Franke & Felfe in (Badura, Antje, Schröder, Macco, & Klose, 2011), S. 5.
[217] Vgl. Eilles-Matthiessen und Scherer in (Badura, Antje, Schröder, Macco, & Klose, 2011), S. 17.
[218] Vgl. Eilles-Matthiessen und Scherer in (Badura, Antje, Schröder, Macco, & Klose, 2011), S. 18ff.

In allen Beiträgen des Fehlzeiten-Reports 2011, dessen Schwerpunkt das Thema „Führung und Gesundheit" bildet, zeigen die zitierten Studien ein klares Bild, dass gerade der direkte Vorgesetzte in seinem Verhalten und dem Umgang mit den Mitarbeitern eine Schlüsselposition in der Gesunderhaltung seiner Mitarbeiter inne hat, was sich ebenso in Badura klar formuliert findet.[219]

Ebenso finden sich bei Ulich und Wülser mehrere explizite Studienergebnisse zur positiven Auswirkung sozialer Unterstützung durch den Vorgesetzten auf die Gesundheit der Mitarbeiter, so z.B. ein 3,3 fach erhöhtes Risiko für muskoskelettale Beschwerden im Rückenbereich bei mangelnder sozialer Unterstützung.[220]

Bezogen darauf, dass gerade diese Erkrankungen Platz Eins der arbeitsbedingten Erkrankungen einnehmen, ein nicht unerheblicher Faktor.

„Kaum etwas hat so großen Einfluss auf den Erhalt und die Förderung der Arbeitsfähigkeit der Beschäftigten wie gutes Führungsverhalten."[221]

Zusammenfassend kann man feststellen, dass Gesundheits- und Leistungs- förderung Hand in Hand gehen, beides sozial kompetente Führung erfordert, was aus Sicht der Autorin, sich auch in der Ausbildung und Auswahl von Führungskräften in sehr naher Zukunft niederschlagen sollte. BGM ist kein Thema des Betriebsrats und der Betriebsärzte, sondern eine Managementaufgabe.

5.1.3 Mitarbeiterzufriedenheit – Gesundheit: Widerspruch oder unabdingbare Bedingung?

Wann ist ein Mitarbeiter zufrieden? Ist er „gesünder" wenn er zufriedener ist?

Der Psychoanalytiker Viktor Frankl hat dazu eine sehr treffende Überlegung angestellt: „einzig und allein die Frage, ob eine Tätigkeit im Menschen ... das Gefühl erweckt, für etwas da zu sein – für etwas oder für jemanden" „Was der Mensch wirklich will ist letztenendes nicht das Glücklichsein an sich, sondern einen Grund zum Glücklich sein"[222]

---

[219] Vgl. Badura in (Badura, Walter, & Hehlmann, Betriebliche Gesundheitspolitik - Der Weg zur gesunden Organisation, 2010), S. 52.

[220] Vgl. (Ulich & Wülser, 2012), S. 288f.

[221] Hasselhorn und Freude zitiert nach Prümper und Becker in (Badura, Antje, Schröder, Macco, & Klose, 2011), S. 37.

[222] Frankl Viktor zitiert nach Badura (Badura, Walter, & Hehlmann, Betriebliche

Zufriedenheit als Begriff ist aufgrund schwieriger Messbarkeit und Validität ein eher eingeschränkt zu betrachtendes Kriterium der Arbeitsbewertung. Auch zeigen wissenschaftliche Untersuchungen, wie es sich auch in der Alltagserfahrung zeigt, dass Arbeitszufriedenheit auf verschiedenste Weise entstehen kann und dass jemand mit seiner Arbeit zufrieden ist, eine ganz unterschiedliche Bedeutung haben kann.[223]

Was allerdings nachgewiesen werden kann, ist das unbestreitbare Wechselspiel zwischen Psyche und Körper, wie im Verlauf der Arbeit schon beschrieben. Kognition, Emotion, Motivation und ihre Auswirkungen auf Biologie und Verhalten rücken immer weiter in den Blickpunkt. „Wohlbefinden" ist ein messbarer Zustand, so wie Stress und Entspannung. Der Einfluss von sozialen Beziehungen auf die Gesundheit sind sozialepidemiologisch abgesichert.[224]

Als von besonderer Bedeutung zur Erhaltung der psychischen Gesundheit identifiziert die Psychologin Christina Maslach sechs Aspekte:
Arbeitsmenge, Möglichkeiten der Einflussnahme auf die Arbeitsabläufe, Belohnung und Anerkennung, Arbeitsklima und Kollegialität, Transparenz und Gerechtigkeit, mit der Arbeit verbundene Sinnhaftigkeit und Wertehaltung.[225]

Würde man nun diese Punkte sinnübertragen auf ein Raster projizieren und die Erkenntnisse der Neurobiologie sowie Antonovskys Gesundheitsmodell hinzufügen, ergibt sich, aus Sicht der Verfasserin, eine durchaus als logisch zu betrachtende Korellation.
Diese Aspekte finden sich in unterschiedlicher Formulierung immer wieder in der Literatur.[226]

Gesundheitspolitik – Der Weg zur gesunden Organisation, 2010), S. 45.
[223] Vgl. (Ulich & Wülser, 2012), S. 115.
[224] Vgl. (Badura, Walter, & Hehlmann, Betriebliche Gesundheitspolitik – Der Weg zur gesunden Organisation, 2010), S. 45 als auch Badura in (Faller, 2012), S. 364.
[225] Vgl. (Bauer, Arbeit , 2013), S. 95.
[226] Vgl. H. Merboth in (Badura, Litsch, & Vetter, Fehlzeiten-Report 1999, 2000), S. 230f. als auch Jörg Bungart in (Faller, 2012), S. 241. Als auch U. Walter in (Badura, Walter, & Hehlmann, Betriebliche Gesundheitspolitik - Derweg zur gesunden Organisation, 2010), S. 86.

Wofür die Fakten eindeutig zusammenfassend sprechen hat Uta Walter bei Badura treffend auf den Punkt gebracht: so folgen Menschen schlicht einem natürlichem Trieb, indem sie nach gelingenden sozialen Beziehungen streben, nach Bindung, Anerkennung und Zuwendung, nichts lässt das Motivationssystem stärker anspringen. Und diese Botenstoffe haben, wie bereits näher beschrieben, eine unmittelbare Relevanz für die Gesundheit. Oxytocin und endogene Opiate reduzieren Stress und Angst, Dopamin beeinflusst Konzentration und geistige Energie. Im Gegensatz dazu führen chronisch belastende soziale Beziehungen, gleich in welcher Hierarchieebene, zum Absturz dieses so stark antreibenden Systems.[227]

Aus meiner Sicht bedeutet das als Antwort auf die Frage, ob die Mitarbeiterzufriedenheit eine Vorraussetzung für die Gesundheit ist, ein klares Jein. Zufriedenheit ist ein zu variabler, diffuser und schlecht messbarer Begriff, zudem höchst individuell. Es gibt allerdings sehr wohl Vorraussetzungen und Rahmenbedingungen, die die Chance auf ein positives Arbeitserlebnis erhöhen, unabhängig von Alter, Geschlecht, Ausbildung und Postion eines Mitarbeiters.

5.2 Daten und Analysen

5.2.1 Krankheitsbedingte Fehlzeiten bei psychischen Erkrankungen

Bisher lag die Konzentration bei der Erfolgsmessung von BGM-Maßnahmen hauptsächlich auf der Reduktion von Fehlzeiten. Wie anhand der früher beschriebenen Auswirkungen des Präsentismus gezeigt, können Fehlzeiten eine nur unzureichende Aussage über den tatsächlichen Gesundheitszustand der Mitarbeiter geben. Badura schlägt hierzu vor, Gesundheitskennzahlen einzuführen.[228] Es wird leider nicht näher darauf eingegangen, wie diese Kennzahlen aussehen könnten. Unabhängig davon ergeben Fehlzeiten eine klar messbare, nachvollziehbare und vergleichbare Größe. Im Falle der Wirkungsweisen von psychischen und psychosozialen Belastungen kommt allerdings erschwerend hinzu, dass sie zum Einen multifaktoriell bedingt sind und zum Anderen sich nicht nur in psychischen

---

[227] Vgl. U.Walter (Badura, Walter, & Hehlmann, Betriebliche Gesundheitspolitik – Der Weg zur gesunden Organisation, 2010), S. 86.

[228] Vgl. (Badura, Walter, & Hehlmann, Betriebliche Gesundheitspolitik - Der Weg zur gesunden Organisation, 2010)S. 4.

Krankheitsbildern äußern. So entfallen laut dem Hauptverband der österreichischen Sozialversicherungsträger im Jahr 2008 nur 1,9% aller Krankenstandsfälle auf psychische Erkrankungen, aber 37,6% der unselbstständig Beschäftigten geben an, dass die Arbeit ihre Gesundheit beeinträchtigt und Stress ein Krankheitsauslöser ist.[229]

Erschwerend kommt die in Österreich vergleichsweise schlechte Datenlage hinzu. Trotzdem es sich als schwierig erweist, den (statistischen) Konnex zwischen psychischer Belastung am Arbeitsplatz und Erkrankungen herzustellen, ist der Zusammenhang nicht weg zu diskutieren, da psychische und psychosomatische Probleme in Bezug zur Arbeitssituation deutlich zunehmen.[230]

Seit im Jahr 1980 mit 17,4 Krankenstandstagen pro Kopf in Österreich und einer Krankenstandsquote von 4,8% der historische Höchstwert erreicht wurde, sind die Zahlen seitdem im Sinken begriffen. Bei den Krankenstandsursachen ist ein klarer Aufwärtstrend in der Häufigkeit von psychischen Erkrankungen zu finden, was aber teilweise auf ein positiv verändertes Bewusstsein gegenüber solcherlei Erkrankungen zurück zu führen ist.[231]

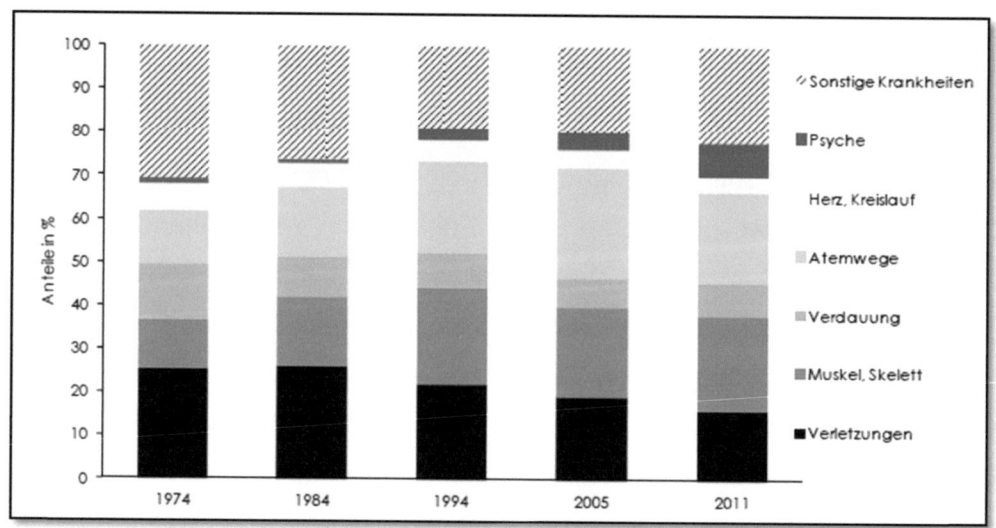

Abbildung 18: Durchschnittliche Krankenstandstage nach Krankheitsgruppen Österreich[232]

---

[229] Vgl. (Biffl, Faustmann, Gabriel, Leoni, Mayrhuber, & Rückert, 2012), S. 1.
[230] Vgl. (Biffl, Faustmann, Gabriel, Leoni, Mayrhuber, & Rückert, 2012), S. 2.
[231] Vgl. (Leoni, Österreichisches Institut für Wirtschaftsforschung, 2012), S. IIf.
[232] Quelle: (Leoni, Österreichisches Institut für Wirtschaftsforschung, 2012), S. 50.

Abgesehen vom Anstieg der Häufigkeit ist die Dauer des Krankenstandes bei psychischen Erkrankungen mit durchschnittlich 36,8 Tagen signifikant hoch.[233]

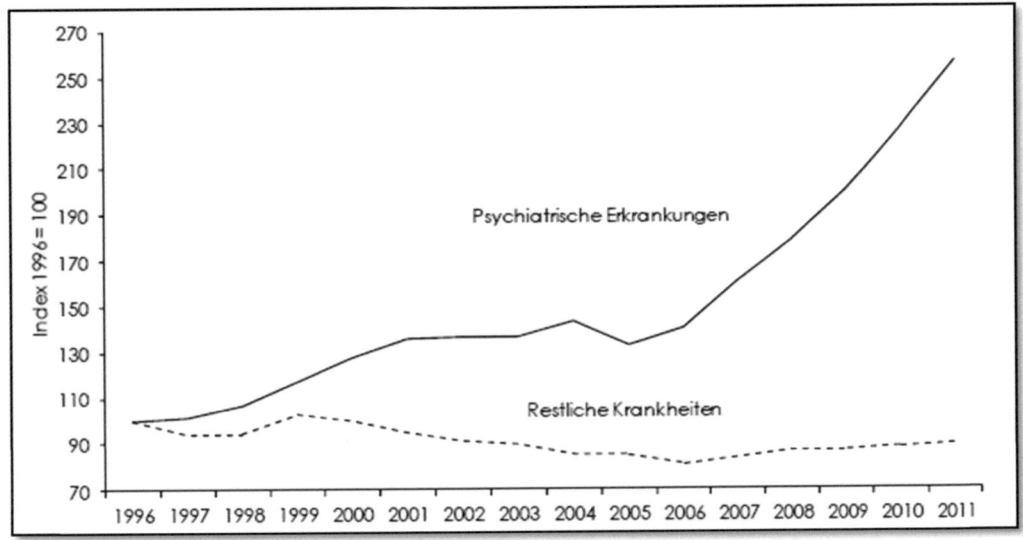

Abbildung 19: Entwicklung der psychischen Krankheiten, Krankenstandstage pro Kopf, Österreich[234]

Setzt man nun die Ausfallszeiten in Bezug zur Belastungssituation am Arbeitsplatz, ergeben sich folgende Werte: Mitarbeiter ohne Belastungsfaktor fallen im Schnitt 0,8 Tage aus. Jene mit mindestens einem psychischen, aber ohne physischen Belastungsfaktor 3,3 Tage. Beschäftige mit ausschließlich physischer Belastung kommen auf durchschnittlich 2,6 Tage und jene mit beiderlei Belastungen auf 5,9 Krankenstandstage.[235]

Solche Relationen sind aus Sicht der Verfasserin mit Vorsicht zu betrachten, einerseits wegen der multifaktoriellen Ursachen psychischer Erkrankungen und der Wahrnehmung von Belastungen, andererseits dass sich psychosomatische Ursachen in anderen Erkrankungsbildern niederschlagen bzw. diese verstärken können und hier keine Differenzierung möglich ist.

Es zeigt sich, dass z.B. 51,6% (Frauen) und 58,1% (Männer) der Beschäftigten mit Erkrankungen des Stütz- und Bewegungsapparates, sowie 85,9% der Frauen und

---

[233] Vgl. (Leoni, Österreichisches Institut für Wirtschaftsforschung, 2012), S. 48.
[234] Quelle: (Leoni, Österreichisches Institut für Wirtschaftsforschung, 2012), S. 51.
[235] Vgl. (Biffl, Faustmann, Gabriel, Leoni, Mayrhuber, & Rückert, 2012), S. 110.

71,4 % der Männer mit Herzerkrankungen gleichzeitig von psychischen Belastungsfaktoren am Arbeitsplatz berichten.[236]

Frauen leiden im Durchschnitt häufiger an psychischen Erkrankungen wie Depressionen und Angststörungen als Männer, die eher an organischen Erkrankungen wie Herzinfarkt leiden. Dieser Unterschied ergibt sich aber nicht nur aufgrund unterschiedlicher Belastungen und Risikofaktoren, sondern auch durch ein unterschiedliches Gesundheitsbewusstsein.[237] Diese Unterschiede sollten auch im Gesundheitsmanagement berücksichtigt werden.

Gerade bei den Daten der Krankenstandstage ist zu erwähnen, dass Kurzkrankenstände untererfasst sind, da ärztliche Bestätigungen für Angestellte erst ab dem dritten Tag der Krankmeldung erforderlich sind, was in der Praxis auch sehr unterschiedlich gehandhabt wird. Da man davon ausgehen kann, dass diese Kurzkrankenstände aber eine beträchtliche Anzahl an Fehlzeiten ausmachen und die Anzahl an Kurzkrankenständen im Allgemeinen steigt, sind sie innerhalb eines Unternehmens sicherlich eine interessante zu erfassende Kennzahl.[238]

5.2.2 Kosten für Unternehmen und Volkswirtschaft

Laut der International Labour Organization ILO belaufen sich die Verluste durch arbeitsbedingte Erkrankungen und Arbeitsunfälle auf weltweit 4% des Bruttosozialproduktes.[239]

Wenn darüber hinaus nicht nur die direkten Kosten sondern auch die verstärkte Fluktuation, Gerichts- und Versicherungskosten, Kosten für Drogenkonsum und mögliche Gewalt infolge von Stress einkalkuliert werden, kommt man etwa in Großbritannien auf bis zu 10% des Bruttoinlandproduktes.[240]

---

[236] Vgl. (Glaser & Molnar, 2014), S. 8.
[237] Vgl. (Leoni, Österreichisches Institut für Wirtschaftsforschung, 2012), S. 19.
[238] Vgl. (Leoni, Österreichisches Institut für Wirtschaftsforschung, 2012), S. 8ff.
[239] Vgl. (Oppolzer, 2010), S. 14.
[240] Vgl. (Biffl, Faustmann, Gabriel, Leoni, Mayrhuber, & Rückert, 2012), S. 133.

Neben diesen Kosten sind auch noch die Zahlen an Pensionierungen aufgrund geminderter Arbeitsfähigkeit bzw. Erwerbsunfähigkeit zu berücksichtigen. Diese beliefen sich im Jahr 2010 in Österreich auf 3.012 Mio. €, weitere 278 Mio. € fielen für Personen an, die das gesetzliche Rentenalter noch nicht erreicht hatten.[241]

	Mio. €	In % des BIP
Volks- und betriebswirtschaftliche Kosten	7.764,8	2,7
Direkte Kosten (direkte Zahlungen)¹)	3.070,3	1,1
Indirekte Kosten (Wertschöpfungsverluste)²)	bis zu 5.150,0	bis zu 1,8
Gesundheitsausgaben³)	6.988,5	2,5
Direkte öffentliche Kosten	4.819,6	1,7
Direkte private Kosten (direkte Zahlungen)	2.168,8	0,8

Abbildung 20: Übersicht: Schätzung der Kosten in Zusammenhang mit Unfällen und Krankheiten unselbstständig Beschäftigter, 2010[242]

Im Vergleich dazu die volkwirtschaftlichen Kosten zwischen 2001 und 2010 für Deutschland.

Jahr	abhängig Beschäftigte in Mio.	krankheits- bzw. unfallbedingte Abwesenheitstage in Mio.	durchschnittliche Abwesenheit pro Person in Tagen	Produktionsausfall in Mrd. Euro	Ausfall an Bruttowertschöpfung in Mrd. Euro
2001	34,80	508,00	14,60	45,00	70,75
2002	34,60	491,05	14,20	44,15	69,53
2003	34,10	467,00	13,70	42,50	66,40
2004	34,70	440,10	12,70	40,00	70,00
2005	34,50	420,50	12,20	37,80	66,50
2006	34.69	401.4	11.6	36.0	65.0
2007	35.31	437,7	12.4	40,0	73.0
2008	35.84	456.8	12.7	43,0	78.0
2009	35.86	459.2	12.8	43,0	74.0
2010	36.06	408,9	11,3	39,0	68.0

Abbildung 21: Krankheits- bzw. unfallbedingte Abwesenheitstage und volkswirtschaftliche Kosten von 2001 bis 2010 in Deutschland[243]

Segmentiert man die Produktionsausfallskosten und die Bruttowertschöpfung nach Diagnosegruppen, liegen psychische Erkrankungen mit Anzahl der Ausfallstage

---

[241] Vgl. (Leoni, Österreichisches Institut für Wirtschaftsforschung, 2012), S. V.
[242] Quelle: (Leoni, Österreichisches Institut für Wirtschaftsforschung, 2012), S. IV.
[243] Quelle: (Ulich & Wülser, 2012), S. 5.

gleich hinter den Muskel- und Skeletterkrankungen an zweiter Stelle, ebenso im Wert der Produktionsausfallkosten.[244]

Gerade durch die in Österreich direkte Verflechtung der Finanzierung des öffentlichen Gesundheitssystems mit der Erwerbstätigkeit und einer alternden Gesellschaft, die insgesamt zur immer höheren Belastung der Versorgung führt, sollte die Gesunderhaltung der Bevölkerung im Fokus des Interesses sowohl der Unternehmen als auch der Politik stehen.[245] Denn gerade durch die steigenden Lohnnebenkosten (Finanzierung des Gesundheits- und Pensionssystems) wird Österreich als Wirtschaftsstandort für viele Unternehmen zunehmend unattraktiv.

Im Jahr 2004 entfielen 3819,1 Mio € oder 27% der öffentlichen Gesamtkosten auf krankheits- und unfallbedingte Ausfälle von unselbstständig Beschäftigten.[246]

Alter in Jahren	Öffentliche laufende Gesundheits-ausgaben[1)] In Mio. €	Bevölkerung 2004	Öffentliche Gesundheits ausgaben je Einwohner In €	Unselb. Be-schäftigte (15 bis 64 Jahre) 2004	Gesundheitsausgaben, die auf die unselbständig Beschäftigten entfallen		
					Öffentlich	Privat	Insgesamt
					In Mio. €		
Insgesamt	14.260,00	8.174.733	1.744				
0-4	289,89	396.819	731				
5-9	206,23	441.022	468				
10-14	221,83	488.156	454				
15-19	301,63	485.161	622	160.141	99,61	44,82	144,43
20-24	401,00	516.736	776	306.144	237,57	106,91	344,47
25-29	463,75	508.893	911	363.868	331,48	149,17	480,65
30-34	570,00	601.913	947	424.742	402,23	181,00	583,23
35-39	705,44	704.959	1.001	498.435	498,93	224,52	723,45
40-44	791,41	689.083	1.149	495.272	569,07	256,08	825,15
45-49	836,91	586.362	1.427	412.159	588,15	264,67	852,82
50-54	917,27	500.356	1.833	310.793	569,68	256,36	826,04
55-59	1.059,44	466.257	2.272	185.320	421,05	189,47	610,52
60-64	1.337,67	501.913	2.665	38.021	101,33	45,60	146,92
65+	6.157,53	1.287.103	4.784		0,00	0,00	0,00
Alter 15-64				3.194.895	3.819,10	1.718,59	5.537,69

Abbildung 22: Schätzung der Behandlungskosten der unselbstständig Beschäftigten im Jahr 2004[247]

Wenn man nun den Effekt von krankheitsbedingten Ausfällen auf die Gesamtwirtschaft betrachten will, gehen in Österreich ca. 3-4% des Jahresarbeitszeitvolumens durch Krankenstände verloren. Umgerechnet auf den

[244] Vgl. (Ulich & Wülser, 2012), S. 6.
[245] Vgl. (Leoni & Biffl, Österreichisches Institut für Wirtschaftsforschung, 2008), S. 89f.
[246] Vgl. (Leoni & Biffl, Österreichisches Institut für Wirtschaftsforschung, 2008), S. 97.
[247] Quelle: (Leoni & Biffl, Österreichisches Institut für Wirtschaftsforschung, 2008), 98.

Wert des BIP von 236,15 Mrd. € im Jahr 2004 kommt man auf etwa 4 Mrd. € an indirekten Kosten aufgrund von Krankenständen.[248]

Laut der Arbeitkammer Wien wurden für das Jahr 2009 die Kosten für psychische Erkrankungen mit 3,3 Mrd. € bzw. 1,2% des BIP errechnet.[249]

Die Zahlen sind vergleichbar mit jenen von Bödeker, der bezogen auf Deutschland ebenfalls auf 1,2% des BIP an Kosten für Arbeitsausfälle aufgrund psychischer Belastungen kommt.[250]

Da sich aber die Abschätzung der gesamtwirtschaftlichen Kosten von arbeits-bedingten Belastungen als schwierig erweist, geht man mehr und mehr dazu über, mikro-ökonomische Kosten zu schätzen. Wesentliche Kostenelemente sind hierbei neben der Fehlzeit, den Lohnfortzahlungen, dem Ausfall der Wertschöpfung, der Verringerung der Produktivität (Übernahme zusätzlicher Aufgaben durch Kollegen), Kosten für Neuaufnahmen/Ersatzkräfte und deren Schulung, Früh- und Erwerbsunfähigkeitspensionen, erhöhter Unfallgefahr auch arbeitsgerichtliche Verfahrenskosten, Konflikte mit Arbeitskollegen, schlechtes Betriebsklima und Widerstand gegen Veränderung im Arbeitsprozess. Insbesondere der Präsentismus rückt hier immer mehr in den Mittelpunkt des Interesses, da internationalen Berechnungen zufolge die Kosten des Präsentismus jene des Absentismus noch übertreffen.[251]

5.2.3 Nutzen und Grenzen

Der Nutzen einer Maßnahme ist gerade im betriebswirtschaftlichen, herkömmlichen Sinne sehr einfach auszudrücken: finanziell. Bringt die Maßnahme mehr ein als sie kostet? Gerade im Rahmen der betrieblichen Gesundheitsförderung ist der ökonomische Nutzen wissenschaftlich sehr gut belegt. Die meisten Studien dazu stammen aus den USA (vermutlich ist das Interesse dieser Firmen daran so groß, da sie direkt selbst für die Krankenversicherung ihrer Arbeitnehmer aufkommen müssen). Die Studien zeigen, dass sowohl krankheitsspezifische Präventionen als

---

[248] Vgl. (Leoni & Biffl, Österreichisches Institut für Wirtschaftsforschung, 2008), 98f.
[249] Vgl. (Glaser & Molnar, 2014), S. 9.
[250] Vgl. (Biffl, Faustmann, Gabriel, Leoni, Mayrhuber, & Rückert, 2012), S. 134.
[251] Vgl. (Biffl, Faustmann, Gabriel, Leoni, Mayrhuber, & Rückert, 2012), S. 134f.

auch allgemeine Gesundheitsförderungsmaßnahmen Fehlzeiten deutlich reduzieren, durchschnittlich um 26%.[252]

Zu meist wird der Nutzen von gesundheitsfördernden Maßnahmen über den Return on Invest dargestellt, im Sinne von: Mit wieviel Euro Ersparnis pro investiertem Euro kann gerechnet werden? Anhand unterschiedlicher Studien ergibt sich für die Fehlzeiten ein ROI von 1:3 bis 1:10 und für die Krankheitskosten von 1:2 bis 1:6.[253]

Dies sind augenscheinlich beeindruckende Zahlen. Allerdings erfassen sie den Kern des BGM nur unzureichend. „Kleine" Maßnahmen wie das Bereitstellen von kostenlosen Getränken, die Möglichkeit von Sozialberatung, die Anschaffung ergonomischer Möbel, das Betriebsklima u.ä. lässt sich nur sehr bedingt über die Krankenstandsquote messen.[254]

Nichtsdestotrotz, wie Fritz im selben Beitrag des Fehlzeiten Reports sehr richtig zitiert: „Like it or not, the language of business is dollars, not correlation coefficients."[255]

Bei einem im Artikel des Fehlzeiten Reports 2008 angeführten Praxisbeispiel, werden hier als Kennzahlen die allgemeine Zufriedenheit (evaluiert durch Mitarbeiter-befragungen), der Krankenstand und der Abteilungsproduktivität herangezogen. Dies wurde dann durch Vorher-Nachher Vergleich in Relation gesetzt.[256]

Kennzahlen stellen im BGM, wie in vielen anderen Menagementbereichen, ein Kernelement zur Erfolgserfassung dar. Laut Badura sollen Kennzahlen:

- abgesehen vom körperlichen Zustand der Beschäftigten, auch ihr psychisches Befinden anzeigen, da dies den körperlichen Zustand und somit die Arbeitsfähigkeit beeinflusst

- als Frühwarnsystem rechtzeitig zur Erkennung und Schadensvermeidung beitragen als auch unerwünschte Ereignisse dokumentieren

- Anhaltspunkte zur Mobilisierung betrieblicher Gesundheitspotenziale sowie arbeitsbedingter Risiken enthalten

---

[252] Vgl. Bödeker in (Faller, 2012), S. 183f.
[253] Vgl. Bödeker in (Faller, 2012), S. 184.
[254] Vgl. S. Fritz in (Badura, Schröder, & Vetter, Fehlzeiten-Report 2008, 2009), S. 111.
[255] Cascio zitiert nach S. Fritz in (Badura, Schröder, & Vetter, Fehlzeiten-Report 2008, 2009), S. 112.
[256] Vgl. S.Fritz in (Badura, Schröder, & Vetter, Fehlzeiten-Report 2008, 2009), S. 114ff.

- die Verknüpfung zwischen betrieblichen Routinedaten und Befragungsdaten darstellen[257]

Eine anerkannte und bewährte Kennzahl im BGM ist z.B. der Work Ability Index (WAI). Damit soll gezeigt werden, wie gut ein Mitarbeiter in der Lage ist, seine Arbeit zu leisten. Er wird durch die Antworten auf eine Reihe von Fragen aus sieben Kategorien (physische und psychische Anforderungen der Arbeit, Gesundheitszustand und Leistungsreserven) ermittelt. Der ermittelte Wert zeigt, wie hoch die eigene Arbeitsfähigkeit eingeschätzt wird und welche Maßnahmen sich daraus ableiten lassen.[258]

Punkte	Arbeitsfähig-keit	Ziel von Maß-nahmen
7–27	schlecht	Arbeitsfähigkeit wiederherstellen
28–36	mittelmäßig	Arbeitsfähigkeit verbessern
37–43	gut	Arbeitsfähigkeit unterstützen
44–49	sehr gut	Arbeitsfähigkeit erhalten

Abbildung 23: Work Ability Index[259]

Weitere Kennzahlen können z.B. sein: Überstundenentwicklung, Fluktuation, Produktivitätskennzahlen, Mitarbeiterzufriedenheit u.ä.[260]

Nach Meinung der Autorin geht es schlicht darum, die geeigneten Kennzahlen für das jeweilige Unternehmen zu finden und diese informativ und allgemeinverständlich aufzubereiten. Die Berechnung wird in einem produzierenden Unternehmen klarerweise anders aussehen als bei einem Dienstleister.

In jedem Fall ist es nützlich, wenn Wirksamkeitsabschätzungen für vergleichbare Unternehmen und/oder Wettbewerbssituationen bereits vorliegen. Damit lässt sich

---

[257] Vgl. Badura zitiert nach W. Mölders in (Badura, Schröder, & Vetter, Fehlzeiten-Report 2008, 2009), S. 196.
[258] Vgl. W. Mölders in (Badura, Schröder, & Vetter, Fehlzeiten-Report 2008, 2009), S. 196.
[259] Quelle: (Badura, Schröder, & Vetter, Fehlzeiten-Report 2008, 2009), S. 196.
[260] Vgl. Klaus Pelster in (Faller, 2012), S. 190.

die Erwartung, diesen Effekt auf das eigene Unternehmen zu übertragen, stützen. In den letzten Jahren sind dadurch zunehmend Modelle und Kalkulatoren zur Errechnung von erwartbarem Nutzen von BGM-Maßnahmen, entwickelt worden.[261]

Wie im Vorwort des Fehlzeiten-Reports 2008 angeführt, verändert sich das Thema „Arbeit und Gesundheit" von der Mensch-Maschinen-Schnittstelle hin zur Mensch-Mensch-Schnittstelle, dem Sozialkapital. Dies beinhaltet menschengerechte Kooperation, einen vertrauensvollen Umgang, gegenseitige Wertschätzung und gemeinsame Werte, Überzeugungen und Regeln. Kommt es zur Vernachlässigung oder Verletzung dieser Aspekte, führt das zu Missverständnissen und Konflikten, es sinkt Qualität, Prduktivität, Unternehmensbindung und Gesundheit.[262] Damit werden „weiche" Faktoren zu „harten" Kennzahlen, die messbar und berechenbar sind.

Zu den Grenzen von BGM findet sich wenig Explizites in der Literatur. Faller sieht zwei zentrale Fragestellungen wenn es um die Grenzen des BGM geht, nämlich inwiefern es steuerbar ist und ob sich Unternehmens- und Beschäftigteninteressen grundsätzlich in Einklang bringen lassen. Sie sieht zum Einen die Gefahr in der Hoffnung auf einfache Erreichbarkeit optimierter Mitarbeitergesundheit und -motivation, top-down initiiert und steuerbar. Es muss die tatsächliche Bereitschaft zur Veränderung auf allen Ebenen gegeben sein und auch die Möglichkeit, bisher versteckte Konflikte, die dadurch unter Umständen zu Tage kommen, auszutragen. Zum Anderen wird BGM nicht immer dort realisiert, wo der Bedarf am größten ist, in den unteren Hierarchie-, Einkommens, Bildungs,- und Statusgruppen, sondern dort wo die Bindung und Motivation von Mitarbeitern am ehesten für den Betrieb rechnet.[263]

Aus Sicht der Verfasserin gibt es noch eine natürliche Grenze: den freien Willen eines Mitarbeiters. Wer kein persönliches Interesse daran hat, sich mit sich selbst in irgendeiner Form auseinanderzusetzen, wird auch schwer in der Arbeit dazu motiviert werden können. Intrinsische Motivation ist somit eine Voraussetzung für jede BGM-Maßnahme und gleichzeitig deren Grenze.

---

[261] Vgl. Bödeker in (Faller, 2012), S. 186.
[262] Vgl. B. Badura, C. Vetter, H. Schröder in (Badura, Schröder, & Vetter, Fehlzeiten-Report 2008, 2009), S. V.
[263] Vgl. Faller in (Faller, 2012), S. 21f.

5.3 Beispiel aus der Praxis

5.3.1 Gesundheitsmanagement Zurich Versicherung Österreich

Mit etwa 1200 Mitarbeitern und 560.000 Kunden gehört die Zurich – Versicherungsaktiengesellschaft als Teil der Zurich Insurance Group AG zu den Top Ten der österreichischen Versicherungsgesellschaften.[264]

In Österreich betreibt Zurich seit 2007 mit „Zurich Vital" ein schon zweimal mit dem Gütesiegels für Betriebliche Gesundheitsförderung ausgezeichnetes Gesundheitsmanagement.[265]

Dieses Gütesiegel wird durch das Netzwerk betriebliche Gesundheitsförderung an Unternehmen verliehen, die BGF nach den Richtlinien des Europäischen Netzwerks BGF betreiben bzw. sich durch besondere Innovation in diesem Bereich hervortun. Das Siegel wird für einen Zeitraum von jeweils drei Jahren verliehen, danach ist es erneut zu beantragen und das Unternehmen wird neuerlich geprüft. [266]

„Zurich Vital" setzt sich aus unterschiedlichen Programmen zusammen. So werden nicht nur eine Vielzahl an Seminaren von gesunder Führung über Raucherentwöhnung bis zu „klassischen" Bewegungsseminaren (Pilates, Yoga, Coretraining etc.) angeboten. Es wurden ergonomische Arbeitsmittel angeschafft, die Betriebsküche um ein tägliches Biomenü und vitale Snacks erweitert, Spezialuntersuchungen für Rücken, Ernährung und Herzdiagnostik werden laufend angeboten.

Seit 2013 steht eine Kinderferienbetreuung am Standort Wien zur Verfügung, es gibt spezielle Angebote für Eltern, Mütter in Karenz und Mitarbeiter 45+. Des Weiteren steht ein eigenes Fitnesscenter zur Verfügung, das auch von Mitarbeitern in Karenz und Pension sowie aus den Bundesländern beim Aufenthalt in Wien genutzt werden kann.

Zahlreiche Workshops zu Themen der psychischen und physischen Gesundheit so wie Vorträge, Teambuilding-Days und ein eigenes Zurich-Vital Bücherregal ergänzen

---

[264] Vgl. (Zurich, 2014).
[265] Vgl. (Kafesie, 2014).
[266] Vgl. (Netzwerk Betriebliche Gesundheitsförderung).

das Angebot. Vitale Ziele sind auch Teil der Mitarbeitergespräche. Es stehen sowohl eine Arbeitsmedizinerin als auch ein Arbeitspsychologe laufend zur Verfügung.[267]

Der Anteil an Mitarbeitern, die laut Befragung sehr zufrieden sind, hat sich von 30% zu Beginn des Projektes auf derzeit 45% gesteigert. Die Fluktuation des Personals ist um 25% (!!) zurück gegangen.

Im Engagementsurvey 2010/2011 konnten die Werte Unternehmenskultur, Team und Zusammenarbeit, Information und Kommunikation, direkte Führungskraft sowie Arbeit und Aufgeben (umfasst Freiheit im Leistungsbereich um gute Arbeit leisten zu können, Arbeitspensum, Vereinbarkeit Berufs- und Privatleben) spürbar gesteigert werden.[268]

Zum Beweggrund, ZurichVital ins Leben zu rufen, meinte Gerhard Matschnig, Vorstandsvorsitzender der Zurich in der Pressemitteilung zur zweiten Verleihung des BGF-Gütesiegels:

„Bei Zurich leben wir eine Leistungskultur. Wir wollen Innovationen vorantreiben und Maßstäbe setzen und geben uns nicht mit Mittelmaß zufrieden. Gerade in einem dynamischen Tätigkeitsfeld, das viel Engagement und Flexibilität erfordert, ist es wichtig, ein gesundes und vitales Arbeitsumfeld zu schaffen. Unser betriebliches Gesundheitsmanagement „ZurichVital" setzt genau hier an und ist schon seit Jahren fixer Bestandteil unserer Unternehmenskultur. Besonders stolz macht uns, dass wir das Gütesiegel nach jenem für den Pilotbetrieb in Wien heute auch für unsere Aktivitäten in ganz Österreich entgegennehmen dürfen."[269]

---

[267] Vgl. (Zurich Versicherung, 2014).
[268] Vgl. (Zurich Versicherung, 2014).
[269] (Kafesie, 2014).

6 Zusammenfassung und Ausblick

6.1 Zukunft und Fazit

6.1.1 Zukünftige Wege im Betrieblichen Gesundheitsmanagement

Leoni gibt in seinem Bericht zu arbeitsbedingten Erkrankungen in Österreich einen guten Überblick in Richtung Zukunft der Arbeitswelt und Gesundheitsvorsorge. Nicht nur, dass der demografischen Entwicklung einer immer älter werdenden Gesellschaft Rechnung zu tragen ist, ebenso muss das Wachstum des Tertiärsektors beachtet werden.

Eine ältere Bevölkerung erfordert auch mehr Arbeistkräfte in psychisch und physisch sehr fordernden Pflege- und Gesundheitsberufen. Die immer größere Vielschichtigkeit der Anforderungen im Berufsleben erfordert eine neu koordinierte Arbeitsmarkt- und Gesundheitspolitik. Die Wirksamtkeit arbeitsbezogener Gesundheitsförderung ist durch eine Vielzahl an Studien belegt. Ebenso die Auswirkungen von Stress und sinkende Produktivität wenn überlange Arbeitszeiten die Vereinbarkeit von Beruf und Familie/Freizeit behindern.[270]

Sozial- und Netzwerkkapital sowie Führungsqualität wirken sich direkt auf die Mitarbeitergesundheit, Fehlzeiten, Produktivität und Fluktuation aus. Es dreht sich nicht darum, gesund oder profitabel zu wirtschaften, sondern profitabel weil gesund.[271]

Die Neurobiologie schafft es jetzt schon, Thesen der Soziologie und Psychologie greifbar, erklärbar und messbar zu machen. Alles weist darauf hin, dass der Mensch zur Gesunderhaltung Kooperation und gelingende soziale Beziehungen braucht. Das System Mensch steht in einem steten Austausch mit seiner Umwelt und anderen Individuen.[272]

---

[270] Vgl. (Leoni & Biffl, Österreichisches Institut für Wirtschaftsforschung, 2008), S. 109f.
[271] Vgl. Badura in (Badura, Walter, & Hehlmann, Betriebliche Gesundheitspolitik - Der Weg zur gesunden Organisation, 2010), S. 75.
[272] Vgl. Walter in (Badura, Walter, & Hehlmann, Betriebliche Gesundheitspolitik - Der Weg zur gesunden Organisation, 2010), S. 87.

Meiner Ansicht nach liegt die Zukunft des BGM in einer starken Zusammenarbeit von Staat und Unternehmen, da das Interesse an einer gesunden, arbeitenden Gesellschaft das Überleben beider gleichermaßen sichert. Zukünftiges BGM liegt auch noch viel mehr an den Führungskräften und auch in der Verantwortung jedes Mitarbeiters. Das Bewusstsein dafür muss rasch geschaffen werden. Nicht nur aus ethischen Gründen sondern aus finanziellen.

6.1.2 Fazit – Nachwort

BGM ist Thema des Managements und der Politik. Leider wird dem immer noch viel zu wenig Rechnung getragen. Es ist kein fixer Bestandteil in Managementausbildungen, der Staat schiebt die Verantwortung zu den Unternehmen und vice versa. Die Rechnung davon tragen alle zusammen durch hohe Lohnnebenkosten und Steuern.

Das Gesundheitssystem wird als solches nicht auf Dauer finanzierbar sein. Schön wäre es, sich dahingehend mehr an den Nordländern zu orientieren. Was auch sozialpolitische Folgen hätte: Mehr Flexibilität würde auch mehr Frauen die Möglichkeit geben, qualifizierte Positionen einzunehmen. Es bedürfte keiner Quotenregelungen.

Noch interessanter ist, dass die oft belächelten „Soft Skills" mittlerweile bewiesenermaßen einen hohen, positiven Einfluß haben auf die Leistung und Gesundheit von Mitarbeitern. Was zur Folge hat, dass nicht jene mit dem „Killerinstinkt" führen, sondern die mit der höchsten sozialen Kompetenz und Intelligenz.

Das Fazit dieses Buches ist, dass BGM eigentlich eine Frage der Menschlichkeit ist. Dies ist kein Wert für NGO´s sondern gerade für monetär profitabel arbeitende Unternehmen. Es geht im BGM natürlich auch um Maßnahmen, die auf die physische Gesundheit von Mitarbeitern abzielen. Die gesundheitsfördernde Wirkung von gesunder Ernährung und Bewegung ist fraglos bewiesen. Aber es geht gerade im psychischen Bereich um Achtsamkeit mit sich selbst und anderen, darum Wertschätzung zu zeigen und zu erfahren und sinnerfüllt zu arbeiten. Dabei geht es weniger darum, welchen Job man macht, sondern wie man diesen erfüllt. Und diese Entscheidung trifft jeder Tag für Tag für sich selbst.

7 Literaturverzeichnis

Europäische Agentur für Sicherheit und Gesundheitsschutz am Arbeitsplatz. (2010). *Europäische Agentur für Sicherheit und Gesundheitsschutz am Arbeitsplatz.* Abgerufen am 24. 03 2014 von http: //osha.europa.eu: http: //osha.europa.eu

Ulich, E., & Wülser, M. (2012). *Gesundheitsmanagement in Unternehmen.* Wiesbaden: Springer Fachmedien.

Ulich, E., & Wülser, M. (2009). *Gesundheitsmanagement im Unternehmen - Arbeitspsychologische Perspektiven.* Wiesbaden: Gabler Verlag.

Zurich. (2014). *Zurich.* Abgerufen am 24. 04 2014 von www.zurich.at: http://www.zurich.at/ueber_uns/unternehmen

Zurich Versicherung. (22. 04 2014). Mail Birgit Danler Leitung Betriebliches Gesundheitsmanagement. Wien.

World Health Organisation. (22. 06 1946). *World Health Organisation.* Abgerufen am 10. 03 2014 von World Health Organisation: http://www.who.int/about/definition/en/print.html

World Health Organisation. (25. 07 1997). *http://www.who.int.* Abgerufen am 10. 03 2014 von http://www.who.int: http://www.who.int/healthpromotion/conferences/previous/jakarta/en/hpr_jakarta_decl aration_german.pdf

World Health Organisation. (1986. 11 1986). *http://www.euro.who.int.* Abgerufen am 10. 03 2014 von http://www.euro.who.int: http://www.euro.who.int/__data/assets/pdf_file/0006/129534/Ottawa_Charter_G.pdf

Väth, M. (2011). *Feierabend hab ich, wenn ich tot bin - Warum wir im Burnout versinken.* Offenbach: GABAL Verlag.

alkoholsucht.eu. (2008). *alkoholsucht.eu.* Abgerufen am 19. 03 2014 von alkoholsucht.eu: http://www.alkoholsucht.eu/die-körperliche-schäden-durch-alkoholmissbrauch

Antonovsky, A. *Salutogenese - zur Entmystifizierung der Gesundheit.* Tübingen, 97: dgvt-Verlag.

Bund, K. (10. 03 2014). *www.zeit.de.* Abgerufen am 13. 03 2014 von www.zeit.de: http://www.zeit.de/2014/10/generation-y-glueck-geld

Bundeszentrale für gesundheitliche Aufklärung. (2001). *Was erhält Menschen gesund? Antonovskys Modell der Salutogenese - Diskussionsstand und Stellenwert* (Bd. 6). Köln: Bundeszentrale für gesundheitliche Aufklärung.

Bundesministerium für Gesundheit. (2010). *Bundesministerium für Gesundheit.* Abgerufen am 10. 03 2014 von Bundesministerium für Gesundheit: http://bmg.gv.at/home/Schwerpunkte/Praevention/Gesundheit_und_Gesundheitsfoer derung

Bust-Bartels, M. (06. 03 2013). *Zeit online.* Abgerufen am 19. 03 2014 von Zeit online: http://www.zeit.de/studium/uni-leben/2013-03/ritalin-medikament-studenten/seite-2

Burisch, M. (2006). *Das Burnout-Syndrom: Theorie der inneren Erschöpfung.* Berlin: Springer Verlag.

Bauer, J. (2005). *Warum ich fühle, was du fühlst.* Hamburg: Hoffmann und Campe Verlag.

Bauer, J. (2013). *Arbeit .* München: Karl Blessing Verlag.

Bauer, J. (2002). *Das Gedächtnis des Körpers.* Main.

Bauer, J. (2008). *Prinzip Menschlichkeit.* München: Wilhelm Heyne Verlag.

Badura, B., Walter, U., & Hehlmann, T. (2010). *Betriebliche Gesundheitspolitik - Der Weg zur gesunden Organisation.* Berlin Heidelberg: Springer Verlag.

Badura, B., Antje, D., Schröder, H., Macco, K., & Klose, J. (2011). *Fehlzeiten Report 2011 Führung und Gesundheit.* Berlin Heidelberg: Springer Verlag.

Badura, B., Litsch, M., & Vetter, C. (2000). *Fehlzeiten-Report 1999.* Berlin Heidelberg: Springer Verlag.

Badura, B., Litsch, M., & Vetter, C. (2001). *Fehlzeiten-Report 2000.* Berlin Heidelberg: Springer Verlag.

Badura, B., Schröder, H., & Vetter, C. (2009). *Fehlzeiten-Report 2008.* Heidelberg: Springer Medizin Verlag.

Badura, B., Schröder, H., & Vetter, C. (2008). *Fehlzeiten-Report 2007.* Heidelberg: Springer Medizin Verlag.

Bear, M., Connors, B., & Paradiso, M. (2008). *Neurowissenschaften.* Berlin-Heidelberg: Springer Verlag.

Berufsgenossenschaft Nahrungsmittel und Gastgewerbe. (30. 03 2009). *http://stress.portal.bgn.de.* Abgerufen am 13. 03 2014 von http://stress.portal.bgn.de: http://stress.portal.bgn.de/8179/15090/6

Biffl, G., Faustmann, A., Gabriel, D., Leoni, T., Mayrhuber, C., & Rückert, E. (01 2012). *Österreichisches Institut für Wirtschaftsforschung.* Abgerufen am 06. 02 2014 von www.wifo.ac.at: http://www.wifo.ac.at/jart/prj3/wifo/resources/person_dokument/person_dokument.jart?publikationsid=44034&mime_type=application/pdf

Elze, M. (26. 02 2014). *Psychotherapie Lehrbuch*. Abgerufen am 15. 03 2014 von Psychotherapie Lehrbuch: http://psychotherapie-lehrbuch.de/burnout-syndrom.html

Elsesser, K., & Satory, G. (2005). *Ratgeber Medikamentenabhängigkeit - Informationen für Betroffene und Angehörige*. Göttingen: Hogrefe Verlag & Co.KG.

Damasio, A. R. (2012). *Descartes´ Irrtum Fühlen, Denken und das menschliche Gehirn*. Berlin: Ullstein Buchverlage GmbH.

Daser, B. (kein Datum). *science orf.at*. Abgerufen am 17. 03 2014 von http://sciencev1.orf.at: http://sciencev1.orf.at/science/news/9703

Deutsche Krankenversicherung. (20. 01 2011). *Deutsche Krankenversicherung*. Abgerufen am 19. 03 2014 von www.dkv.com: http://www.dkv.com/gesundheit-stress-gesundheit-12632.html

Deutsche Sporthochschule Köln Institut für Biochemie. (kein Datum). *dopinginfo.de*. Abgerufen am 19. 03 2014 von dopinginfo.de: http://www.dopinginfo.de/rubriken/01_doping/01.html

Deutsches Bundesministerium für Bildung und Forschung. (11. 03 2014). *Deutsches Bundesministerium für Bildung und Forschung*. Abgerufen am 19. 03 2014 von http://www.gesundheitsforschung-bmbf.de: http://www.gesundheitsforschung-bmbf.de/de/herz-kreislauf-erkrankungen.php

Die Presse. (13. 01 2014). *Die Presse online*. Abgerufen am 19. 03 2014 von www.diepresse.com: http://diepresse.com/home/wirtschaft/economist/1545411/Psychische-Erkrankungen-kosten-sieben-Milliarden?direct=1545270&_vl_backlink=/home/wirtschaft/economist/1545270/index.do&selChannel=&from=articlemore

DPA. (26. 06 2010). *www.zeit.de*. Abgerufen am 16. 03 2014 von www.zeit.de: http://www.zeit.de/karriere/beruf/2010-06/burn-out-bore-out

Faller, G. (. (2012). *Lehrbuch betriebliche Gesundheitsförderung*. Bern: Hans Huber.

finanzen.net GmbH. (08. 06 2011). *www.finanzen.net*. Abgerufen am 16. 03 2014 von http://www.finanzen.net/lexikon/boersenlexikon/: http://www.finanzen.net/lexikon/boersenlexikon/Shareholder_Value

Fonds Gesundes Österreich. (19. 08 2005). *www.fgoe.org*. Abgerufen am 11. 03 2014 von www.fgoe.org: http://www.fgoe.org/gesundheitsfoerderung/begriffe-und-theorien/salutogenese

Fonds gesundes Österreich. (19. 08 2005). *www.fgoe.org*. Abgerufen am 11. 03 2014 von www.fgoe.org: http://www.fgoe.org/gesundheitsfoerderung/begriffe-und-theorien/koharenzgefuhl

Fonds gesundes Österreich. (19. 08 2005). *www.fgoe.org.* Abgerufen am 11. 03 2014 von www.fgoe.org: http://www.fgoe.org/gesundheitsfoerderung/glossar/ressourcen

Gerrig, R., & Zimbardo, P. (2008). *Psychologie.* München: Pearson Deutschland GmbH.

Giesert, M., Danigel, C., & Reuter, T. (. (2012). *Sucht im Betrieb - Von der Suchtprävention zum betrieblichen Eingliederungsmanagemen.* Hamburg: VSA Verlag.

Glaser, J., & Molnar, M. (01 2014). *Arbeiterkammer Wien.* Abgerufen am 16. 04 2014 von www.ak.at: http://wien.arbeiterkammer.at/service/broschueren/Arbeitnehmerschutz/broschueren/Psychische_Belastung_und_Stress_in_der_Arbeitswelt.html

Goleman, D. (2006). *Soziale Intelligenz.* München: Knaur.

Grabitz, I. (15. 06 2008). *Die Welt.* Abgerufen am 19. 03 2014 von Die Welt: http://www.welt.de/wirtschaft/article2106417/Die-Koks-Nasen-auf-den-deutschen-Chefsesseln.html

Hillert, A., & Marwitz, M. (2006). *Die Burnout Epidemie oder Brennt die Leistungsgesellschaft aus?* München: Verlag CH Beck oHG.

Kurier. (10. 10 2012). *Kurier Online.* Abgerufen am 17. 03 2014 von www.kurier.at: http://kurier.at/lebensart/gesundheit/psychische-erkrankungen-im-vormarsch/823.562

Kypta, G. (2011). *Burnout erkennen, überwinden, vermeiden.* Heidelberg: Carl Auer Verlag GmbH.

Kaufmann, M. (12. 11 2012). *Der Spiegel.* Abgerufen am 19. 03 2014 von http://www.spiegel.de: http://www.spiegel.de/karriere/berufsleben/chefs-und-drogen-was-manager-in-die-sucht-treibt-a-866193.html

Kafesie, K. (31. 03 2014). *Zurich.* Abgerufen am 24. 04 2014 von www.zurich.at: http://www.zurich.at/presse/presseaussendungen/31032014

Keck, M. (01 2012). *Clinea.* Abgerufen am 19. 03 2014 von www.clinea.ch: http://www.clienia.ch/uploads/tx_asclieniadoc/124_Psych&Neu_1_12_Depression_Keck.pdf

Keil, W., Kraushaar, D., Kulhanek, W., & Wilkening, W. (1996). *Alkohol am Arbeitsplatz Material für Praxis und Weiterbildung.* Frankfurt am Main: Fachhochschulverlag.

Krollner, B., & Krollner, D. (kein Datum). *ICD-Code.* Abgerufen am 15. 03 2014 von ICD-Code: http://www.icd-code.de/icd/code/Z73.html

Krollner, B., & Krollner, D. M. (kein Datum). *www.icd-code.de.* Abgerufen am 17. 03 2014 von www.icd-code.de: http://www.icd-code.de/icd/code/F32.3.html

Landeszentrum Gesundheit Nordrhein-Westfalen. (15. 11 2012). *Landeszentrum Gesundheit Nordrhein-Westfalen*. Abgerufen am 16. 04 2014 von www.lzg.gc.nrw.de: http://www.lzg.gc.nrw.de/service/kooperationen/reg_knoten1/leitfaden_zeitarbeit/4_m ethoden/411_verhaltensorientierung/

Leitner, A., Pfeiffer, K., Fazekas, C., & Koschier, A. (27. 05 2013). *Donau Universität Krems Department für Psychotherapie und Biopsychosoziale Gesundheit*. Abgerufen am 19. 03 2014 von http://www.donau-uni.ac.at/de/department/psymed: http://www.donau-uni.ac.at/imperia/md/content/department/psymed/forschungsartikel/psychosomatik_q ualit__tssicherung_endbericht_27.05.13.pdf

Leoni, T. (07 2012). *Österreichisches Institut für Wirtschaftsforschung*. Abgerufen am 21. 04 2014 von www.wifo.ac.at: http://www.wifo.ac.at/jart/prj3/wifo/resources/person_dokument/person_dokument.jart ?publikationsid=45658&mime_type=application/pdf

Leoni, T., & Biffl, G. (03 2008). *Österreichisches Institut für Wirtschaftsforschung*. Abgerufen am 06. 02 2014 von www.wifo.ac.at: http://www.wifo.ac.at/jart/prj3/wifo/resources/person_dokument/person_dokument.jart ?publikationsid=35099&mime_type=application/pdf

Library of congress. (01. 03 2000). *Library of congress*. Abgerufen am 16. 03 2014 von Library of congress: http://www.loc.gov/loc/brain/

Lies, J. (2008). *Gabler Wirtschaftslexikon*. Abgerufen am 23. 04 2014 von wirtschaftslexikon.gabler.de: http://wirtschaftslexikon.gabler.de/Archiv/55073/unternehmenskultur-v7.html

Lohmann-Haislah, A. (2012). *Bundesanstalt für Arbeitsschutz und Arbeitsmedizin*. Abgerufen am 17. 04 2014 von http://www.baua.de: http://www.baua.de/SharedDocs/Downloads/de/Publikationen/Fachbeitraege/Gd68.p df?__blob=publicationFile

Lohmer, M., Sprenger, B., & von Wahlert, J. (2012). *Gesundes Führen*. Stuttgart: Schattauer GmbH.

Netzwerk Betriebliche Gesundheitsförderung. (kein Datum). *Netzwerk Betriebliche Gesundheitsförderung*. Abgerufen am 24. 04 2014 von www. netzwerk-bgf.at: http://www.netzwerk-bgf.at/portal27/portal/bgfportal/content/contentWindow?action=2&viewmode=content &contentid=10007.701128

Mühlgassner, A. (10. 10 2010). *Österreichische Ärztezeitung*. Abgerufen am 17. 03 2014 von http://www.aerztezeitung.at: http://www.aerztezeitung.at/archiv/oeaez-2010/oeaez-19-10102010/psychische-erkrankungen-die-depressions-epidemie.html

Meggeneder, O. (2005). *Krankenstände vermeiden-Fehlzeiten reduzieren Ein Leitfaden für Betriebe* . Wien: Linde Verlag Wien GmbH.

ÖGPPM. (06. 11 2013). *Österreichische Gesellschaft für Psychosomatik und psychosomatische Medizin.* Abgerufen am 19. 03 2014 von http://www.oegppm.at: http://www.oegppm.at/assets/dokumente/Kurzdef_Fachbeirat_OEGPPM_OSR_0611 2013.pdf

Oppolzer, A. (2010). *Gesundheitsmanagement im Betrieb - Integration und Koordination menschengerechter Gestaltung der Arbeit.* Hamburg: VSA Verlag.

Osterath, B. (04. 09 2011). *dasgehirn.info.* Abgerufen am 05. 03 2014 von dasgehirn.info: http://dasgehirn.info/entdecken/anatomie/der-gyrus-cinguli/

Szentpétery, V. (28. 06 2008). *Spiegel Online.* Abgerufen am 19. 03 2014 von Spiegel Online: http://www.spiegel.de/wissenschaft/mensch/drogen-und-aufputschmittel-die-gedopte-elite-a-560804.html

Silbernagl, S., & Despopoulos, A. (2001). *Taschenatlas der Physiologie.* Stuttgart/New York: Georg Thieme Verlag.

Soyka, M. (2001). *Deutsches Ärzteblatt.* Abgerufen am 19. 03 2014 von Deutsches Ärzteblatt: http://www.aerzteblatt.de/archiv/29088/Serie-Alkoholismus-Psychische-und-soziale-Folgen-chronischen-Alkoholismus

Spitzer, M. (2009). *Lernen Gehirnforschung und die Schule des Lebens.* Heidelberg: SpektrumAkademischer Verlag.

Stangl, W. (2013). *Lexikon online für Psychologie und Pädagogik.* Abgerufen am 15. 03 2014 von Lexikon online für Psychologie und Pädagogik: http://lexikon.stangl.eu/4373/default-mode-network-dmn/

Steffgen, G. (. (2004). *Betriebliche Gesundheitsförderung - Problembezogene psychologische Interventionen.* Göttingen: Hogrefe Verlag GmbH&Co.KG.

Rizzolatti, G., & Sinigaglia, C. (2008). *Empathie und Spiegelneurone. Die biologische Basis des Mitgefühls.* Frankfurt am Main: Suhrkamp Verlag.

Rothlin, P., & Werder, P. (2007). *Diagnose Boreout - Warum Unterforderung im Job krank macht.* Heidelberg: Redline GmbH.

Teufl, I. (02. 10 2012). *Kurier online.* Abgerufen am 17. 03 2014 von www.kurier.at: http://kurier.at/lebensart/gesundheit/depression-jeder-10-beschaeftigte-betroffen/822.739

8 Danksagung

Diese Arbeit hat für mich ein weitgreifendere Bedeutung als ein „normaler" Studienabschluss. Es ist ein Sieg, ein sehr großer, über meine inneren Grenzen und äußeren Umstände, die mir mein Leben in den Jahren seit Studienbeginn nicht gerade erleichtert haben. Sich dennoch wieder zurück zu kämpfen, Prüfungen zu bestehen, auch wenn man wiederholt daran gescheitert ist und neue Fertigkeiten zu erlernen haben einen erheblich größeren Wert, als es der Titel hinter meinem Namen ausdrücken kann. Aber mich selbst wird er immer an diese Zeit erinnern, mich auch mit Demut und Dankbarkeit erfüllen.

Dankbarkeit vor allem für die Menschen, die nie aufgehört haben an mich zu glauben, selbst wenn ich selbst es schon lange hatte.

Dazu gehört mein größter Kritiker, der zu gleich meine größte Inspiration ist, der mein Denken immer weiter voran treibt und auch den Grundstein der Arbeit in ihrer jetzigen Form gelegt hat. Danke für deinen unerschütterlichen Glauben an mich, mein lieber C.

Kerstin, die mich immer begleitet, in ihrer absoluten Loyalität. Richard, der immer in völliger Selbstverständlichkeit da ist, für jedes Anliegen und Problem eine Lösung hat, wenn ich selbst nicht mehr weiter weiß. Simon, für zahllose philosophische Gespräche und einen Fluchtpunkt, als ich in am dringendsten gebraucht habe. Andrea, für meinen kleinen „Elfenbeinturm" um endlich zur Ruhe zu kommen, hunderte Stunden an Gesprächen auf den Pferden und das heldenhafte Korrekturlesen der Arbeit. Mama, die ohnehin nie an mir zweifelt, allen Gegenbeweisen zum Trotz, genauso wie meine beiden großen Brüder. Und der, der dies alles leider nicht mehr miterleben kann: Papa. Danke für die schönste Kindheit die man sich wünschen kann, den Kern meines Denkens und dem Umgang mit meinen Mitmenschen.

Danke nicht zuletzt auch an Herrn Ing. Mooshammer, der mir die Angst vor dem ersten Schritt auf den Mount Everest genommen hat.

Danke euch allen!